今はこうする！
看護ケア

編著 川西千恵美

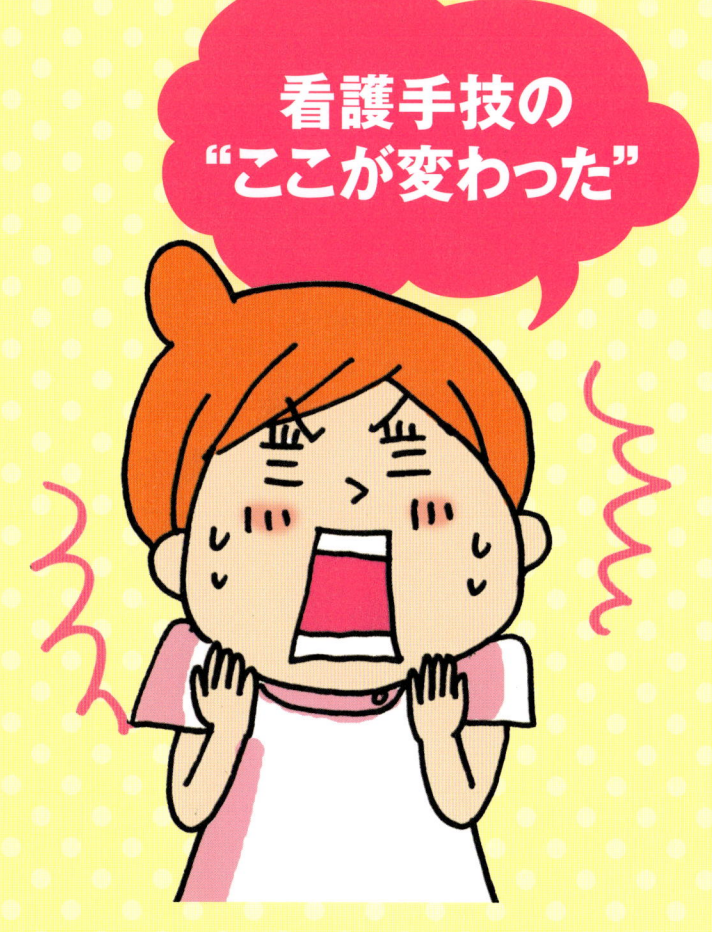

看護手技の
"ここが変わった"

照林社

はじめに

　看護手技に関して、"学生時代に習ったまま"や"はじめて臨床で覚えたときのまま"で過ごしていませんか。

　この本は、エビデンスやガイドラインの変化、あるいは感染対策などの概念上の再検討から、臨床で"今はもう変わってしまっている"看護手技について、最新知識をもとに全83項目を解説しています。

　読者によっては学生時代に学習したこと、また新人時代に覚えたことが含まれているかもしれません。あるいは、新人看護師への説明で以前との変化に気づいている場合や、新しい情報をタイムリーにチェックしていれば、"今はこうする"手技に関して「すべて、納得済み」かもしれません。

　しかし、臨床は時代によって常に変化するものですから、しばらく臨床から離れている場合はもちろん、これまでずっと現場で患者さんと向き合い続けている場合であっても、ぜひこの本を手にとってください。まだ届いていない新たな手技方法やその根拠がきっと見つかるはずです。

　そして、日々の看護ケアを実践しているなかで生まれる小さな疑問の数々が、これまでのケアを見直す1つのきっかけになるかもという気持ちで、この本を読んでいただければと思います。この本の項目にある「麻痺側でのSpO_2測定」は、臨床現場で測定しているのをみて"数値への影響はどうなのだろう"と疑問を抱き、そこからエビデンスを導き出した代表例です。この本で取り上げた"今はもうやらない""以前とは変わった"看護手技をチェックしながら、自分たちのケアをふり返っていただければと思います。

　新しい知識を得ても、昔習ったことを変更するのは大きな力がいる面もあります。けれども、そのようなときには"誰のための看護手技なのか""それは誰にとって有益であるのか"に立ち返って、日々の看護につなげていただきたいと思っています。

　新しい情報をいかに臨床現場に取り入れることができるか、その手段の1つとして、この本が現場の活性化につながれば幸いです。

　そして、この本の内容が"古い"と言われるような新たなエビデンスが発見されることを願いつつ、毎日の看護を「楽しい」といえるあなたであることを心から望んでいます。

2014年9月

川西千恵美

CONTENTS

1 注射・採血・輸液

1. 採血前に腕を「叩いてはいけない」 ……………………………………………… 藤田　浩　　2
2. 真空管採血では「血液が出てきてすぐに」駆血帯を外してはいけない ……… 藤田　浩　　2
3. 採血管での採血は、「凝固系からとらない」 …………………………………… 藤田　浩　　4
4. 筋肉注射時に「腕をつまんで」穿刺してはいけない …………………………… 脇坂豊美　　5
5. 筋肉注射のあと「もんではいけない」薬剤がある ……………………………… 松﨑和代　　6
6. 皮下注射でも、「皮膚をつまみ上げないで行う場合がある」 ………………… 松﨑和代　　7
7. 準備時の清潔な注射針であっても、リキャップは「してはいけない」 ……… 川西千恵美　8
8. 抗生剤の皮内テストは「もうされていない」 …………………………………… 山下裕紀　　9
9. シリンジポンプは「点滴架台のハンドルに合わせて設置しない」 …………… 須藤恭子　　10
10. クレンメは「輸液ポンプよりも上流」にセットしない ………………………… 上田伊佐子　11
11. 末梢静脈留置カテーテルを「頻繁に交換しない」 ……………………………… 山下裕紀　　11
12. 輸液ラインは、気泡をとるためにボールペンなどで「強くしごかない」 …… 小林淳子　　13
13. 血糖測定のための自己採血は、耳朶や、指の「正面では行わない」 ………… 小林淳子　　14
14. 採血用穿刺器具を「複数の患者に使わない」 …………………………………… 木野綾子　　15
15. 輸血（RBC-LR）は「加温しない」 ……………………………………………… 藤田　浩　　16

2 気管吸引

1. 吸引カテーテルは、「陰圧をかけながら」挿入してはいけない　　大江理英　20
2. 気管吸引時、吸引カテーテルは「回転させない」「上下にピストン運動はしない」　　大江理英　21
3. 気管吸引時の手袋は「滅菌でなくてもよい」　　網中眞由美　22

3 日常ケア

1. 酸素吸入は「加湿しない場合もある」　　永田文子　24
2. 麻痺側で体温・SpO₂、痛みがなければ血圧の「測定をしてもよい」　　川西千恵美　25
3. 麻痺側の脱臼予防のため「腕を三角巾でずっと吊らない」　　川西千恵美　26
4. 良肢位での「固定は不要」　　小林淳子　27
5. 拘縮予防に「丸めた柔らかいタオルを握らせない」　　小林淳子　27
6. 舌苔を「全部一気に取ろうとしない」　　岸本裕充　29
7. イソジン"だけ"では口腔ケアを「十分にできない」　　岸本裕充　30
8. 気管チューブ挿管患者の口腔ケア時に、「必ずしもカフ圧を上げなくてもよい」　　岸本裕充　31
9. 水銀柱の血圧計は「もう使わない」　　登喜和江　32
10. ベッドブラシは「もう使わない」　　登喜和江　33
11. グリセリン浣腸は「温めない」、患者に「がまんさせない」　　武田利明　34
12. 血液をさらさらにするための「多量の飲水指導は行わない」　　川西千恵美　35
13. 清拭車は「使わないようになった」　　網中眞由美　36
14. 坐薬を入れるとき、「キシロカインゼリーを使わない」　　水野正之　38
15. 清拭の際、「必ずしも"末梢から中枢"の方向で行わなくてもよい」　　上田伊佐子　38
16. ルーチンでの蓄尿・尿測は「あまり意味がない」　　永田文子　40
17. 膀胱洗浄は「行わない」　　登喜和江　41

4 皮膚・排泄ケア

1. 体圧分散、踵部を上げるために「ふくらはぎの下のみ」にクッションを入れることはしない ……………………………… 大桑麻由美、多崎恵子　44
2. 褥瘡リスクの高い患者のシーツは「ピンと張らない」 …………………… 四谷淳子　45
3. 褥瘡の創部・創周囲皮膚の洗浄は「生理食塩水でなく水道水でよい」 …… 友竹千恵　46
4. 下痢のとき、「頻回に」陰部（殿部）洗浄を行わない ……………… 多崎恵子、大桑麻由美　48
5. 尿道留置カテーテルの固定、男性は必ずしも「下腹部に固定」ではない …… 水野正之　49
6. 尿パッドは「重ねて使用しない」 ………………………………………… 木野綾子　50
7. 熱傷の水疱は「破らない場合」も「破る場合」もある …………………… 上田伊佐子　51
8. 熱傷患者では「洗浄する場合」も「消毒する場合」もある …………… 上田伊佐子　53

5 消毒・滅菌

1. 消毒薬や軟膏の「口切りはしない」 ……………………………………… 尾家重治　56
2. イソジンでの消毒は「あおいで乾燥させても意味がない」 ……………… 尾家重治　57
3. ローテーション消毒は「行わない」 ……………………………………… 尾家重治　58
4. 手指衛生で「クレゾール石けん液は使わない」 ………………………… 尾家重治　58
5. 中心静脈カテーテル挿入時、消毒前の「脱脂」は不要 ……………… 山口征啓、向野賢治　59
6. 「煮沸消毒」はもう行わない ……………………………………………… 尾家重治　60
7. 「消毒薬の噴霧」はもう行わない ………………………………………… 尾家重治　61
8. 「燻蒸消毒（ホルマリン、オゾン、二酸化塩素）」はもう行わない …… 尾家重治　61
9. 手荒れがあれば、「速乾性手指消毒薬」「石けん洗浄」は避ける ……… 尾家重治　62
10. 分娩時の「外陰部消毒はいらない」 ……………………………………… 佐々木綾子　63

6 救急ケア

1. 過呼吸時に「紙袋で口元を覆わない」 ……………………………… 上山裕二　66
2. てんかん発作のときに、「ものを入れて舌を守らない」 ……………… 上山裕二　67
3. 指先の出血時「駆血は行わない」 ……………………………………… 上山裕二　67
4. 鼻血のときに、「首のうしろを叩かない」 …………………………… 上山裕二　68
5. 心肺蘇生時、「見る・聞く・感じる」の順では行わない ……………… 永田文子　69

7 急性期ケア

1. 人工呼吸器回路、「定期的な交換は行わない」 ……………………… 笹井知子　72
2. 肺炎予防のための「ネブライザーは行わない」 ……………………… 網中眞由美　73
3. 背部クーリングには「解熱効果は少ない」 …………………………… 平山祐子　74

8 ドレーン管理

1. 尿道留置カテーテルの挿入時に「鑷子で持たない」 ………………… 松﨑和代　76
2. 開放式ドレナージの先端を「水につけておかない」 ………………… 大江理英　77
3. 一部のドレーンでは、ミルキングローラーを使った
   「強いミルキング」は行わない ………………………………………… 大江理英　78
4. 体位変換時に、閉鎖式胸腔ドレーンは「クランプしない」 ………… 大江理英　79

9 周術期ケア

1. 周術期の"器具を用いた呼吸訓練"は「術後合併症にそれほど影響しない」…上田伊佐子　82
2. 術前にはやはり「剃毛はしない」 ……………………………………… 上田伊佐子　84
3. テープテストには「はっきりした根拠はない」 ……………………… 須藤恭子　85

- 4 術前の前投薬は「極力行わず、歩行・車椅子入室で」 ……………… 川西千恵美　86
- 5 手術時の手袋は「2重にする」「術中に交換する」 ……………………… 笹井知子　87
- 6 創傷ガーゼの交換は「48時間は行わない」「イソジン消毒しない」 ……… 上田伊佐子　88

10 栄養・食事ケア

- 1 胃チューブの挿入位置の確認は、「エア音だけでは万全ではない」 ……… 木野綾子　92
- 2 経腸栄養剤は「温めない」 ……………………………………………… 平山祐子　93
- 3 PEG周囲からの"漏れ"で「カテーテル径を上げてはいけない」 ……… 小川滋彦　94
- 4 PEGカテーテルの慢性期に「Y字ガーゼは挟まない」 ………………… 小川滋彦　95

11 透析ケア

- 1 透析中の食事は「対象者によっては禁止」、摂る場合はギャッチアップか座位で ……………………………………… 折部知子　98
- 2 透析中に緊急災害が起こった場合、「遮断しないで血液回収する」 … 折部知子　99

12 新生児・小児ケア

- 1 出生直後は「沐浴をしない」「無理やり胎脂を取り除かない」 ………… 森脇智秋　102
- 2 新生児の眼の清拭時は、「目尻→目頭」の方向で行う ………………… 佐々木綾子　102
- 3 授乳のとき、「乳首を清浄綿で拭かない」 ……………………………… 森脇智秋　103
- 4 授乳のとき、毎回毎回「授乳量はチェックしない」 …………………… 森脇智秋　104
- 5 子どもの採血では「家族に付き添ってもらうとよい」 ………………… 林原健治　104
- 6 子どもの心臓カテーテル検査後は"抑制"しない ……………………… 林原健治　106

カバー・デザイン：KIRAKIRA
本文DTP：明昌堂
本文イラストレーション：Enokinoko、Jelly beans
メディカル・イラストレーション：村上寛人

本書の特徴と構成

- 本書は、毎日の身近な看護手技のなかから「注射・採血・輸液」「気管吸引」「日常ケア」「皮膚・排泄ケア」「消毒・滅菌」「救急ケア」「急性期ケア」「ドレーン管理」「周術期ケア」「栄養・食事ケア」「透析ケア」「新生児・小児ケア」の12領域において、以前習った方法や従来のやり方とは"変わった"看護ケアを選んで掲載しています。
- 新しいガイドラインやエビデンスをふまえて、看護手技の最新常識がわかりやすく、簡潔に解説されています。
- しばらく臨床から離れている方に限らず、これまでずっと同じ方法で看護手技を行っている場合のブラッシュアップ（更新）や、最新知識にもとづく指導の実践にも活用できます。

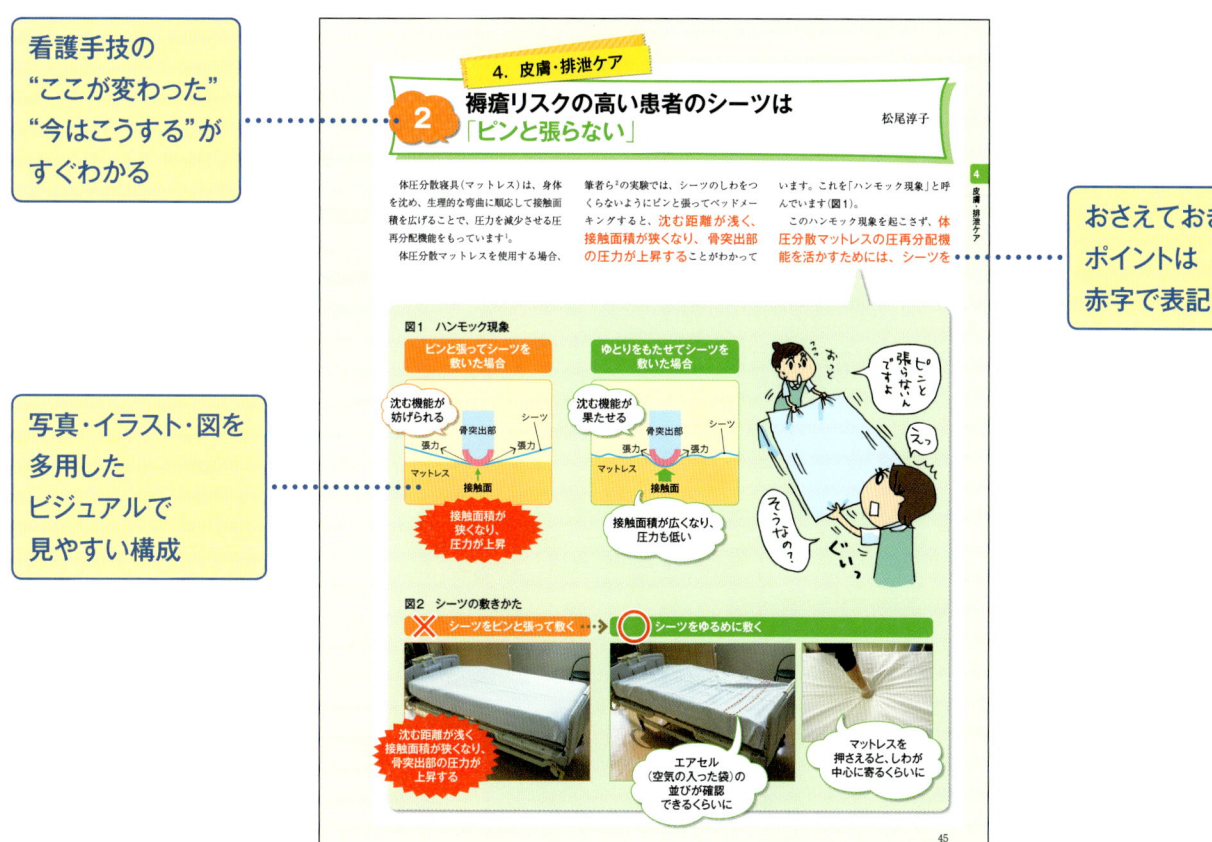

- 看護手技の "ここが変わった" "今はこうする" がすぐわかる
- おさえておきたいポイントは赤字で表記
- 写真・イラスト・図を多用したビジュアルで見やすい構成

- 本書で紹介している治療・ケア方法などは、実践により得られた方法を普遍化すべく努力しておりますが、万一本書の記載内容によって不測の事故等が起こった場合、著者、出版社はその責を負いかねますことをご了承ください。
- 本書に記載している薬剤・材料・機器等の選択・使用方法については、出版時最新のものです。薬剤等の使用にあたっては、個々の添付文書を参照し、適応、用量等は常にご確認ください。

● 編集

川西千恵美　関西福祉大学看護学部基礎看護学教授

● 執筆 (執筆順)

藤田　浩	東京都立墨東病院輸血科部長
脇坂豊美	甲南女子大学看護リハビリテーション学部准教授
松﨑和代	徳島赤十字病院看護部看護副部長
川西千恵美	関西福祉大学看護学部基礎看護学教授
山下裕紀	関西医科大学看護学部看護学研究科准教授
須藤恭子	国立看護大学校国際看護学講師
上田伊佐子	徳島文理大学保健福祉学部看護学科教授
小林淳子	国際医療福祉大学小田原保健医療学部看護学科准教授
木野綾子	徳島県立中央病院看護局呼吸器内科病棟看護師長
大江理英	大阪府立大学看護学研究科急性看護学准教授
網中眞由美	国立看護大学校基礎看護学感染看護学講師
永田文子	淑徳大学看護栄養学部看護学科准教授
岸本裕充	兵庫医科大学歯科口腔外科学講座主任教授
登喜和江	千里金蘭大学看護学部看護学科教授
武田利明	岩手県立大学名誉教授
水野正之	国立看護大学校基礎看護学看護基礎科学准教授
大桑麻由美	金沢大学医薬保健研究域保健学系看護科学領域教授
多崎恵子	金沢大学医薬保健研究域保健学系看護科学領域准教授
四谷淳子	福井大学学術研究院医学系部門看護学領域
友竹千恵	目白大学看護学部成人看護学准教授
尾家重治	山陽小野田市立山口東京理科大学薬学部教授
山口征啓	健和会大手町病院総合診療科・感染症内科副院長
向野賢治	社会医療法人大成会福岡記念病院感染制御部長
佐々木綾子	大阪医科大学看護学部看護学科教授
上山裕二	医療法人倚山会田岡病院救急科
笹井知子	徳島大学病院看護部脳神経外科外来看護師長
平山祐子	国立看護大学校助教
小川滋彦	小川医院院長
折部知子	徳島文理大学保健福祉学部看護学科講師
森脇智秋	徳島文理大学助産学専攻科教授
林原健治	東北大学大学院医学系研究科博士後期課程

1 注射・採血・輸液

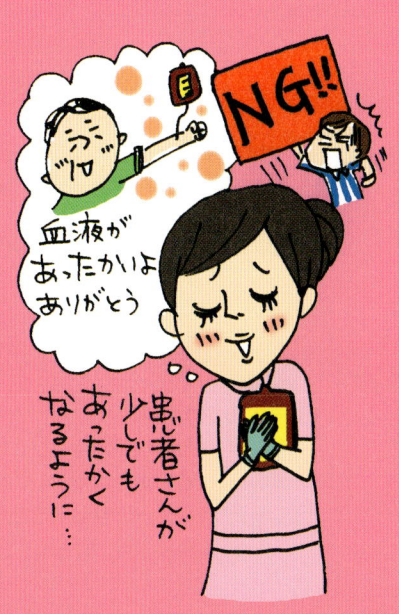

1. 注射・採血・輸液

1 採血前に腕を「叩いてはいけない」

藤田 浩

採血対象となる皮静脈が細い場合（採血困難者に対する採血時）、さまざまな工夫を行います。

例えば第1の方法として、腕を心臓より下方になるように垂らして、重力の力を借りてうっ血させます。さらに第2の方法として、腕を温めることで、血流が増加して皮静脈が拡張します（図1-①）。

その一方、採血部位を叩く手技もありますが、採血者の叩く力は一様でなく、効果がない場合が多いです。また、**強く叩き過ぎると、逆に血管収縮により皮静脈が細くなり見えにくくなるため、採血がかえって難しくなります。** これは、叩く刺激で交感神経を緊張させるためと考えられます（図1-②）。

ちなみに、手の開閉運動（クレンチング）は、検査上カリウムが高くなる可能性があり、採血時にはあまり行いません。

〈参考文献〉
1. 藤田 浩：かんたんマスター 採血と検査値. 照林社, 東京, 2008.

図1 採血部位における皮静脈の比較
● 筆者の右前腕部（皮静脈）を非接触型静脈可視化装置 Statvein（Techno Medica社）を用いて観察した

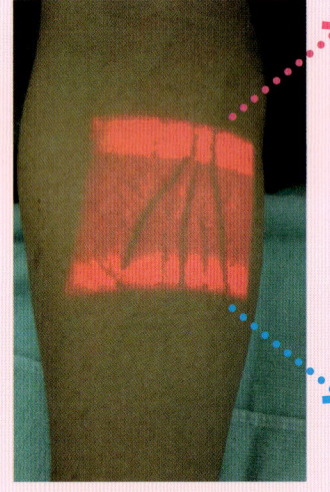

駆血帯を巻いたときの皮静脈

①蒸しタオル等で温めた場合 — 皮静脈が若干拡張し、今まで見えにくかった皮静脈が現れているのがわかる

②強く叩いた場合 — 皮静脈は拡張せず、反対に収縮して見にくくなっている（交感神経が緊張）

---

1. 注射・採血・輸液

2 真空管採血では「血液が出てきてすぐに」駆血帯を外してはいけない

藤田 浩

✕ この段階（血液が出てすぐ）で外してはいけない！

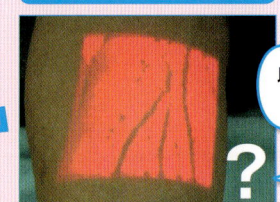

真空管採血の手順
① 駆血帯を巻く
② 採血部位をアルコール綿で消毒する
③ 血管の走行に沿い、採血針を刺す
④ ホルダーに採血管を差し込む
⑤ 採血終了後、採血管を抜く
⑥ 駆血帯を外す
⑦ 抜針する
⑧ 止血する

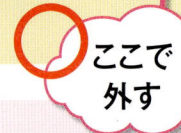
ここで外す

真空管採血では、**採血後における駆血帯を解除するタイミングで、採血管内血液が逆流する**ことがあります。その場合、真空管採血直後（抜針前）、採血管側穿刺針が採血管内血液に触れており、かつ駆血帯を解除したと

きに微量ではありますが、採血管内血液が体内へ移動します。

海外では、この原因による採血感染事故が発生しました。

現在、この逆流による感染対策として、滅菌化された採血管が普及しました。しかし、感染以外にも採血管内の抗凝固薬が体内に入るリスクがあります。

したがって、そのような採血管内血液の逆流を防止するために、**表1**、**図1**に示す採血手順を遵守しましょう。また、駆血帯の使用にあたっては**表2**に挙げた点に注意します。

一方、血液が出てきてすぐ（逆血を確認できるホルダーの場合、静脈が確保できた段階、採血管をホルダーに差し込む前）駆血帯を外す方法でも、逆流自体を防ぐことはできます。しかし、その時点で駆血帯を外してしまうと複数の採血管での採血や血管狭小（採血困難者）では、採血をうまく継続することができません。

なお、真空管採血で「血液が出てから」駆血帯を外す手順が一度普及した背景としては、未滅菌の採血管の存在で厚生労働省からの通達が二転三転したことが影響しています。

〈参考文献〉
1. 藤田　浩：かんたんマスター 採血と検査値．照林社，東京，2008．

表1　血液の逆流を防ぐ採血手順

①アームダウン法（図1）を心掛ける	②採血管を外してから駆血帯を解除する
●採血管内血液が物理的に採血管側穿刺針に触れないために、腕を斜めにしてもらい採血する	●採血終了後、駆血帯を解除するタイミングは「採血管をホルダーから外してから」。その後、採血針を抜針する

図1　アームダウン法でポイントとなる角度

アームダウン法の適切な角度例

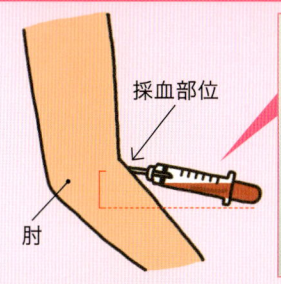
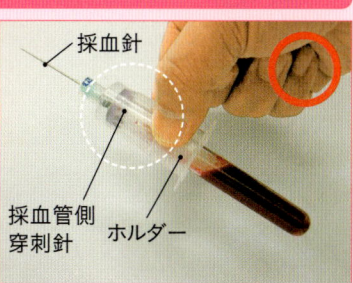

●真空採血管の底を採血部位より下位に保つことで、採血管内血液は採血管側穿刺針と接していない
＊実際の採血時はディスポーザブル手袋を着用

アームダウン法でない極端な角度例

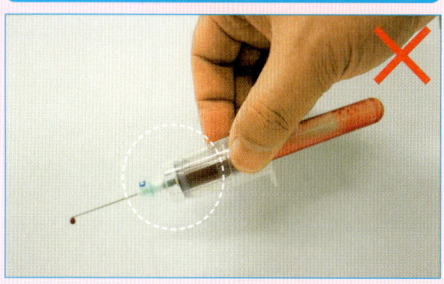

●採血管内血液と採血管側穿刺針とが接しているため、この状態で駆血帯を解除すると、採血管内血液が血管へ逆流する

表2　駆血帯に関する注意事項

①アレルギー	●素材がゴム製であることから、天然ゴムアレルギーの既往者に注意する ●既往が明らかな場合は、ゴム製でないものを使用する
②交差感染	●血液感染の予防の観点から、ディスポーザブルを使用する病院もある ●使用後は、アルコール等で拭くなどの配慮が必要
③皮膚損傷	●ワンタッチタイプは、患者の皮膚がたるんでいる場合、皮膚を挟み込んでしまうため注意が必要

1. 注射・採血・輸液

3 採血管での採血は、「凝固系からとらない」

藤田 浩

採血管には、抗凝固薬なしの「プレーン管」と、「抗凝固薬入り採血管」があります。

抗凝固薬には、EDTA（血液検査など）、ヘパリン（アンモニアほか生化学検査など）、クエン酸（凝固検査など）があります。

特に凝固検査の採血管には、"液体"としてクエン酸が含まれています。真空採血管は通常は真空になっていますが、**液体であるクエン酸が入っていると、真空圧が他の採血管より低い**ことがあります。そのため複数の採血管で採血を行うとき、凝固検査を先に行うと、針などの死腔により必要な採血量がとれないことがあるため（図1）、2番目以降で行うのがよいとされています。なお、血液沈降検査の採血を行う場合も、同様の理由（クエン酸が液体で入っている）で、2番目以降がよいでしょう。

また、穿刺針で皮膚を貫く際は、組織間質液に触れます（図2）。その結果、**組織間質液が凝固活性を上げる**ことになるので、検査値に直接影響を与える可能性があります。最初に選択する採血管として、やはり凝固検査の採血管は不向きです。

図1　1本目に凝固系をとらない理由①：血液がとりにくい

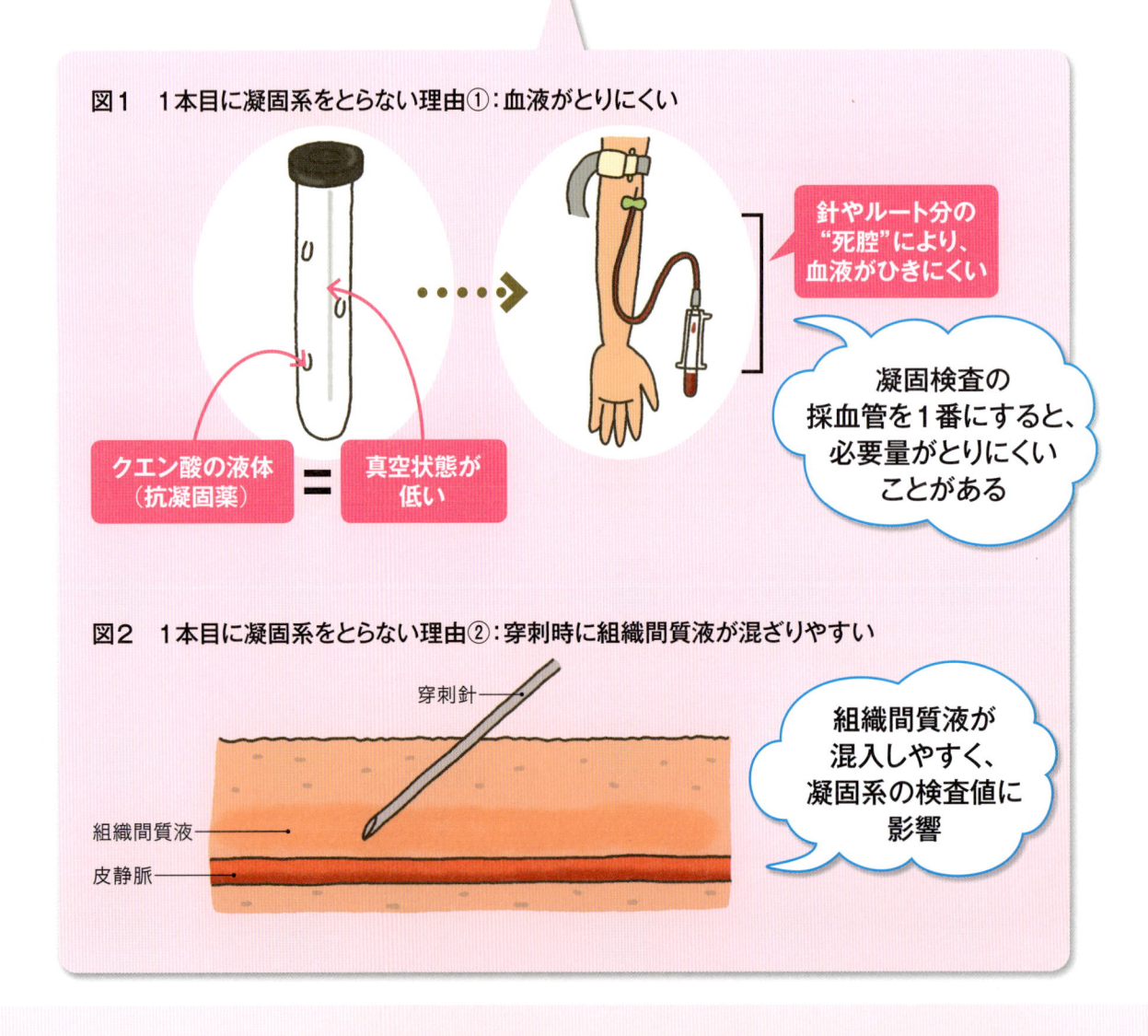

針やルート分の"死腔"により、血液がひきにくい

クエン酸の液体（抗凝固薬）＝真空状態が低い

凝固検査の採血管を1番にすると、必要量がとりにくいことがある

図2　1本目に凝固系をとらない理由②：穿刺時に組織間質液が混ざりやすい

穿刺針
組織間質液
皮静脈

組織間質液が混入しやすく、凝固系の検査値に影響

1. 注射・採血・輸液

4 筋肉注射時に「腕をつまんで」穿刺してはいけない

脇坂豊美

「筋肉注射の際に腕をつまんではいけない」という実証研究はありませんが、**つまむと筋肉層に針が到達しにくくなる**と考えられます。一方、皮下注射では注射部位の皮膚をつまみます。それは、つまむことで皮下脂肪を持ち上げ、針を確実に皮下に到達させるとともに、筋肉への到達を避けるためです（皮下注射でも、長さが短い極小注射針を使用する場合はつまむ必要はない、p.7参照）。

だとすると、筋肉注射を行う際に腕をつまむと、**皮下脂肪が持ち上げられて表皮から筋肉までの距離が長くなり、皮下注射になってしまう**可能性があります（図1）[1]。

よって筋肉注射の際には、穿刺部位の皮膚を外側に伸展させ、張るようにして大きくつかむのがよいでしょう（図2）。

「つまんだほうが痛くない」という理由で実施されていることもあるようですが、注射の痛みを軽減する効果的な方法には、注射前に注射部位を10秒間圧迫する[2]、マッサージする[3]などの研究があるので、実践してみるとよいでしょう。

〈引用文献〉
1. 酒巻咲子, 谷岡哲也：安全な筋肉注射の部位・手技は？. 川西千恵美 編, 特集 意外と知らなかった筋肉注射の注意ポイント, エキスパートナース 2012；28(11)：87.
2. Barnhill BJ, Holbert MD, et al. Using pressure to decrease the pain of intramuscular injections. J $Pain$ $Symptom$ $Manage$ 1996；12(1)：52-58.
3. 森下晶代, 中田康夫, 阪本智華, 他：マッサージによる筋肉注射時の痛みの軽減. 看護研究 2002；35(3)：205-212.

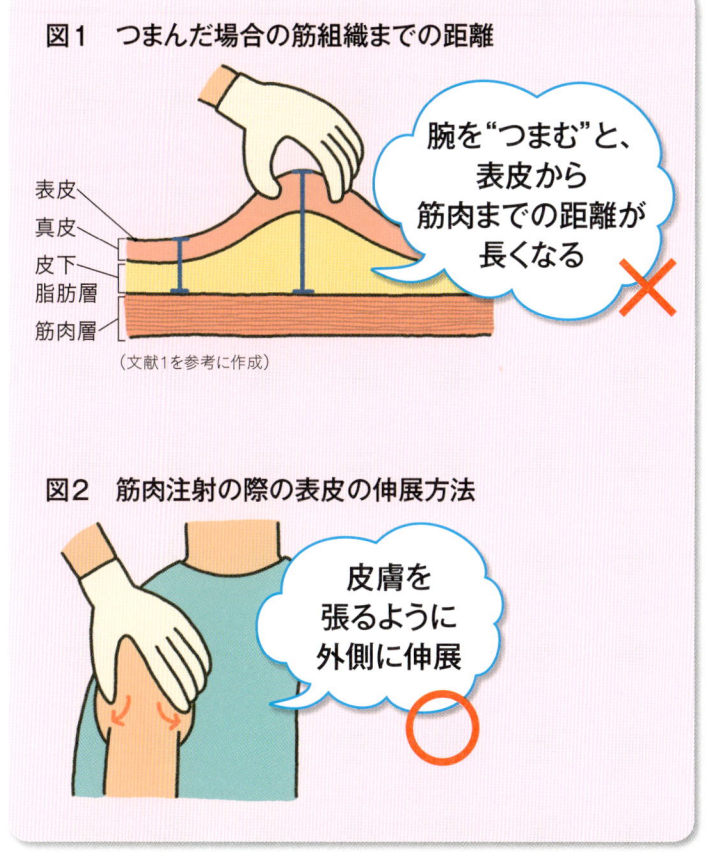

図1 つまんだ場合の筋組織までの距離

腕を"つまむ"と、表皮から筋肉までの距離が長くなる

表皮／真皮／皮下脂肪層／筋肉層

（文献1を参考に作成）

図2 筋肉注射の際の表皮の伸展方法

皮膚を張るように外側に伸展

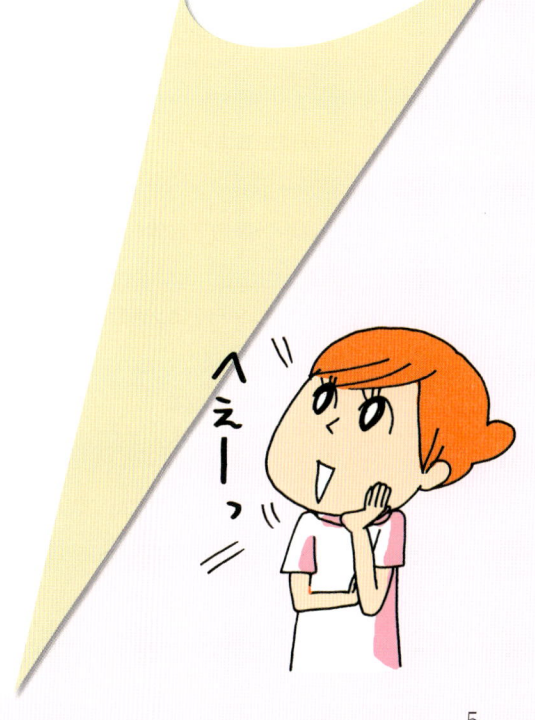

1. 注射・採血・輸液

5 筋肉注射のあと「もんではいけない」薬剤がある

松﨑和代

　これまで"筋肉注射はもむ"と学習し、また実施後もんできたと思います。それは「筋肉注射のあとは、もんでおかないと硬結ができる」という理由からでした。

　しかし、筋肉注射の添付文書によると、注射後に「もまなければならない」薬剤と「もんではいけない」薬剤の記載があります。

　「もんではいけない」薬剤には、吸収を早めたくない薬剤（リスパダール コンスタ®）**と組織障害を起こす薬剤**（ケナコルト-A®筋注用、アタラックス®-P注射液）などがあります（表1）。

　なかでもアタラックス®-P注射液は術前・術後の悪心・嘔吐の防止などの目的で用いられる使用頻度が高い薬剤ですが、1994～2008年までに注射部位の腫脹、硬結、潰瘍などの副作用が合計45例（うち壊死、皮膚潰瘍に至った重度例が9例）報告されています。

　アタラックス®-P注射液は、**「注射後、強くもまず軽くおさえる程度にとどめる」**[1]旨が注意喚起されていますが、上記の45例中、注射部位をもんだ旨の記載があった症例が9例も認められています。もんだ者は、「医療従事者が3例、患者が1例、もんだ者不明が5例」であったことが報告[2]され、さらなる注意喚起がされています。「注射部位をもまないこと」と記載されている薬剤については、患者にも、注射部位をもまないように指導する必要があります。

　一方で、**注射後「もまなければならない」とされている薬剤も**あります。硫酸ストレプトマイシン注射用、硫酸カナマイシン注射液、注射用パニマイシン®などの抗生物質製剤や、抗ヒスタミン薬のポララミン®注射液などです。

　"もむか""もまないか"は薬剤によって異なります。筋肉注射を実施する場合は、薬剤の添付文書中の適応上の注意に記載されている「注射時の注意」を確認しましょう。

〈引用文献〉
1. ファイザー株式会社：アタラックス®-P注射液添付文書.
2. 厚生労働省医薬食品局：塩酸ヒドロキシジン（注射剤）による注射部位の壊死・皮膚潰瘍等について. 医薬品・医療機器等安全性情報 2009；256：3-6. http://www1.mhlw.go.jp/kinkyu/iyaku_j/iyaku_j/anzenseijyouhou/256-1.pdf（2014.8.1アクセス）

表1　筋肉注射後に「もんではいけない」薬剤（例）

分類	一般名	商品名（会社名）
副腎皮質ステロイド	トリアムシノロンアセトニド	●ケナコルト-A®筋注用関節腔内用水懸注（ブリストル・マイヤーズ株式会社）
視床下部向下垂体ホルモン	オクトレオチド酢酸塩	●サンドスタチン®LAR®筋注用（ノバルティス ファーマ株式会社）
セロトニン・ドパミン遮断薬	リスペリドン	●リスパダール コンスタ®筋注用（ヤンセンファーマ株式会社）
H₁受容体拮抗薬	ヒドロキシジン塩酸塩	●アタラックス®-P注射液（ファイザー株式会社）

（各添付文書より）

吸収を早めたくない薬剤と、組織障害を起こす薬剤は"もまない"

1. 注射・採血・輸液

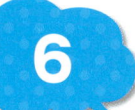

6 皮下注射でも、「皮膚をつまみ上げないで行う場合がある」

松﨑和代

通常、皮下注射において「皮膚をつまみ上げて行う」のは、皮下投与されるべき薬剤が筋肉注射になるのを防ぐためです。皮下注射のうち、インスリン自己注射においても同様に、「つまんで」垂直に穿刺することが指導されています。

しかし現在、糖尿病患者の自己注射で使用するペン型注入器用において、"注射針が極小（32〜34G、4mm長の針）"のものが使用されるようになってきています（図1）。

血糖管理のためにインスリン療法を導入される患者は、インスリン注射を毎日継続的に行う必要があり、注射に伴う苦痛の軽減が課題となります。注射針はより細く、より短いタイプへと進化し、注射針への怖さや痛みを軽減し、筋肉注射のリスクを減らすことをめざした長さ4mmのペン型注入器用極小注射針の使用が増えてきています。

ここで注目したいのが、**注射針の長さが4mmと短くなると、皮膚をつまみ上げなくても、皮下注射が可能になっている**ことです。

皮下注射部位の表皮と真皮を合わせた厚さの平均は1.9〜2.4mmであり、肥満度によっても、あるいは上腕、大腿、腹部、殿部という部位の違いによってもあまり変わらず、だいたい2mm前後であり、4mmを超える人はいなかったことが報告されています[1]。そのため、4mmの針の長さであれば、"垂直に打てば皮下組織に針の先端が確実に入る"ことになります。そして、**皮膚をつまみ上げなくても筋肉注射になるリスクが非常に低い**ことから、長さが4mm以下の注射針は、皮膚をつまみ上げずに注射してよいと患者指導するようになってきています。

さらに「皮膚をつまみ上げなくてよい」ことによる利点として、片手で簡単に注射ができるようになります。麻痺や手指機能障害などにより両手での操作が難しい患者にも自己注射が容易になります。また、腹部以外のつまみにくい上腕や大腿部への皮下注射もしやすくなります。

注射部位を広く使って、針を刺す部位を変えることにより、注射部位に「しこり」ができにくくなります。

極小注射針は"これからインスリン療法を始める"方への、注射針への抵抗や怖さの軽減にもつながります。

図1　ペン型注入器用極小注射針（例）

4mm長

● BD マイクロファインプラス™ 32G×4mm ペン型注入器用注射針（日本ベクトン・ディッキンソン株式会社）

● ナノパス®ニードルⅡ 34Gペン型注入器用ディスポーザブル注射針（テルモ株式会社）

4mm長の針は表皮＋真皮を確実に超え、筋肉に達するリスクも低い

表皮＋真皮の厚さ
平均1.9〜2.4mm
（2mm前後）

表皮
真皮
皮下組織
筋

〈引用文献〉
1. Gibney MA, Arce CH, Byron KJ, et al. Skin and subcutaneous adipose layer thickness in adults with diabetes at sites used for insulin injections:implications for needle length recommendations. *Curr Med Res Opin* 2010；26(6)：1519-1530.

1. 注射・採血・輸液

7 準備時の清潔な注射針であっても、リキャップは「してはいけない」

川西千恵美

針刺し予防のために、「筋肉注射や採血を"患者に実施したあと"の注射針にリキャップしてはいけない」（針捨てボックス等にそのまま捨てる）ことは、すでに皆さんご存じでしょう。

さらに近年では、「リキャップ」の習慣化につながるのを防ぐため、例えば、注射針を用いて薬液を混注するといった**準備状態の清潔な針であっても、リキャップするのはやめる**よう、感染関連の看護師は推奨しています。

それでは、アンプルから薬液を吸い上げたあと、患者に実施する前の針のキャップはどのように戻したらよいのでしょうか？

まず、キャップスタンドを用いてキャップをする方法があります。スタンドがない場合には、トレイの上で片手でキャップを拾い上げる方法（スクープ法）が勧められています（**図1**）。

キャップ拾い上げ法は、トレイ等に触れて、不潔になりそうな感じがして心配ですが、清潔な針であっても両手でリキャップしない習慣が身につき、患者に実施した汚染された針のときでも**無意識にキャップをしてしまうという危険性を防げる**ということです。

注射針は、準備時であってもリキャップは避けるほうがよいのです。

なお、現在では「針刺し"事故"」とは言わない流れも起きており、針刺し予防・切創・損傷といった表現がされています。

〈参考文献〉
1. 職業感染制御研究会：針刺し予防策 2. 医療従事者の方に.
http://jrgoicp.umin.ac.jp/index_prevent_2.html（2014.8.1アクセス）

図1 使用前の針のキャップの戻し方

キャップスタンドを用いる

● ホールイン 針立て（アズワン株式会社）

キャップ拾い上げ法（スクープ法）で行う

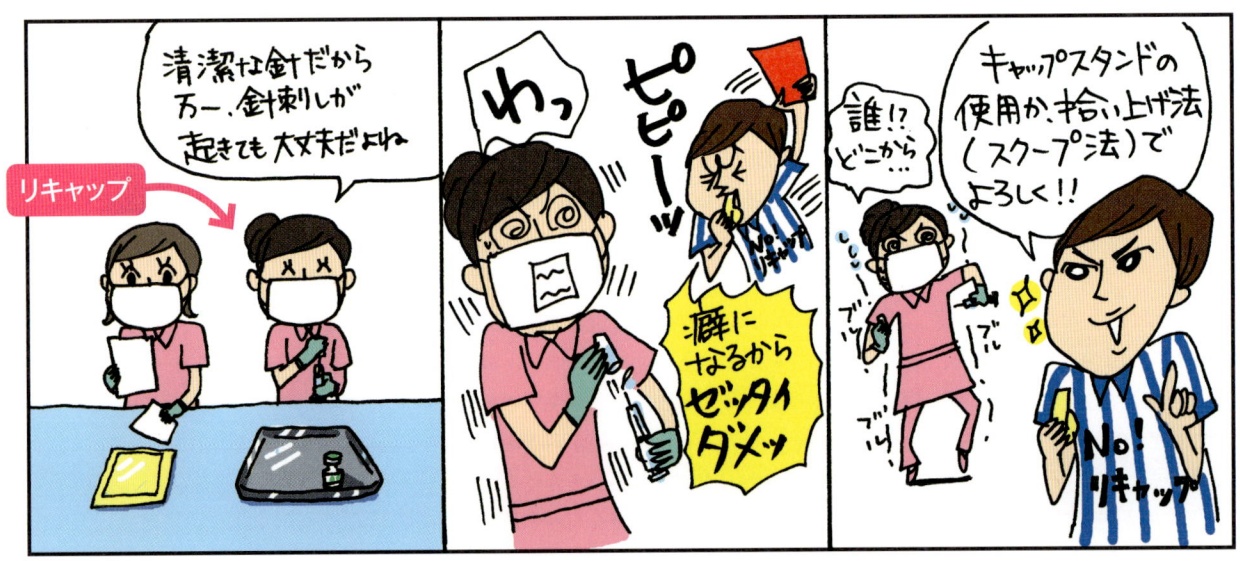

1. 注射・採血・輸液

8 抗生剤の皮内テストは「もうされていない」　山下裕紀

●抗生剤テスト廃止までの経緯

抗生剤予備皮内反応テスト（以下、抗生剤テスト）は、1956年に歯科治療でペニシリン注射によりショック死が起こった事件をきっかけに、ペニシリン製剤やセフェム剤においてその実施が義務化されるようになりました。

しかし2000年ごろになり、日本化学療法学会が中心となって廃止が検討され始めるようになりました。その主な理由は、**アレルギー歴のない不特定多数への抗生剤テストが有用だというエビデンスがない**ことです。また、抗生剤テストを実施していない米国と比較したところ、日本ではアナフィラキシーショックが頻発していること、「抗生剤テストを実施していない抗生物質（バンコマイシン塩酸塩）」と「抗生剤テストを実施している抗生物質（セフェム剤）」とを比較した結果、アナフィラキシーショックの出現は同程度であることなども挙げられます。

それらを受け、厚生労働省 薬事・食品衛生審議会の専門委員が検討した結果、2004年より、ペニシリン製剤やセフェム剤などの添付文書において、これまで実施を義務づけていた抗生剤テストを廃止するよう改訂が行われました[1]。

●廃止についての異議

ただし、この廃止について異議を唱える調査研究もされつつあります。それは、「抗生剤テストの結果によって抗生剤投与を中断した患者においては、抗生剤テストが有用だったのではないか」という疑義です。

つまり、心停止を起こしてしまうような重症のアナフィラキシーは、抗生剤テストで未然に防ぐことができていたと考えるならば、抗生剤テストはやはり実施するべきだという考えです。

●問診・準備・観察が重要

しかし、いま現在、抗生剤テストの有用性についてのエビデンスは十分でなく、厚生労働省の改訂通り抗生剤テストは実施されていません。

抗生剤テストの実施にかかわらず、抗生剤投与の際には**図1**に示す点に注意する必要があります[1]。

十分な問診は、既往歴確認のみにとどまらず、アナフィラキシーの症状について患者に説明し理解してもらう機会となり、早期発見につながります。また、注意深い観察と適切な救急処置のための準備は、アナフィラキシーが発現した際に、患者の救命につながるだけでなく、医療従事者自身を法的に守ることにもつながるでしょう。

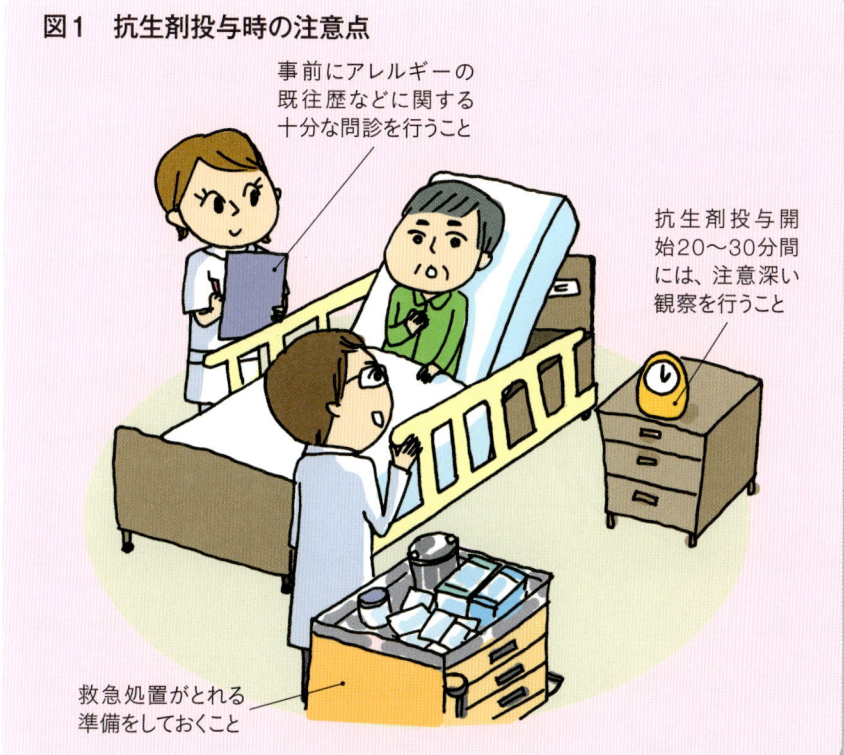

図1　抗生剤投与時の注意点
- 事前にアレルギーの既往歴などに関する十分な問診を行うこと
- 抗生剤投与開始20～30分間には、注意深い観察を行うこと
- 救急処置がとれる準備をしておくこと

〈引用文献〉
1. 厚生労働省医薬食品局：医薬品・医療用具等安全性情報 No.206, 平成16年(2004年)10月. http://www.mhlw.go.jp/houdou/2004/10/h1028-2a.html(2014.8.1アクセス)

〈参考文献〉
1. 日本化学療法学会臨床試験委員会皮内反応検討特別部会：抗菌薬投与に関連するアナフィラキシー対策のガイドライン(2004年版). http://www.chemotherapy.or.jp/guideline/hinai_anaphylaxis_guideline.pdf(2014.8.1アクセス)

1. 注射・採血・輸液

9 シリンジポンプは「点滴架台のハンドルに合わせて設置しない」

須藤恭子

●シリンジポンプは患者の高さに設置する

皆さんは、シリンジポンプを点滴架台のどこに取り付けていますか？

シリンジポンプの適切な設置位置（高さ）は、**患者と同じ高さ（臥位の場合はベッドの高さ）**です[1]。患者より高い位置に設置されていると、シリンジの押し子がシリンジポンプのスライダーから外れた際に、落差により薬液が急速に体内に注入されるサイフォニング現象が起こります（図1）[2]。シリンジポンプは、少量でも身体に大きな影響を与える薬液を注入するため、重大な事故につながる危険性があります。

押し子の外れを知らせるアラームが作動するものもありますが、正しい位置に設置することで患者に及ぶ危険の回避につながります。

●調節ノブやハンドルは、設置のめやすにはできない

シリンジポンプを、移動を目的として点滴架台に取り付けるハンドルの上に設置することがよくあります。これは、シリンジポンプの落下を防ぐ目的だと思われますが、ハンドルは高さを容易に調節できるようになっており、シリンジポンプの荷重を支える目的に取り付けるものでもないことから、落下防止には不十分といえます。

点滴架台の把持高は身長の6〜7割の高さ、つまり、床面から90〜100cmほどがよいとされています[3]。これは、一般的な点滴架台の調節ノブのすぐ下にあたります。この高さにハンドルを設置すると仮定しても、患者の高さ（ベッドの高さ）と必ずしも一致しないため、シリンジポンプの設置位置を決める根拠にはなりません。

●輸液ポンプもシリンジポンプも高い位置に設置しない

シリンジポンプは、輸液ポンプをメインルートとした側管として利用されることがほとんどです。そのため、輸液ポンプと同時に設置して使われることが多いですが、その設置位置にも注意が必要です。

高い位置に設置すると、点滴架台の重心が高くなり、点滴架台が不安定になりやすいです。**調節ノブより高い位置へのシリンジポンプの設置は、転倒の危険性が増加**します。

〈引用文献〉
1. Keay S, Callander C. The safe use of infusion devices. Continuing Education in Anaesthesia. Critical Care & Pain 2004；4(3)：81-85.
2. 日本看護協会：シリンジポンプの取扱いによる事故を防ぐ. 医療・看護安全管理情報No.10, 協会ニュース 2003：427.
3. 蜂ヶ崎令子：点滴スタンドの高さと支柱把持高が健康な60〜70歳の歩容に与える影響. 日本看護技術学会誌 2012；11(2)：38-47.

図1　シリンジポンプの適切な設置位置

高い位置に設置すると…
● 押し子からシリンジが外れた際に、薬液が急速に体内に注入される
● 重心が高くなり、転倒の危険性が増加

○ ベッドの高さに設置する

（文献2を参考に作成）

1. 注射・採血・輸液

10 クレンメは「輸液ポンプよりも上流」にセットしない

上田伊佐子

うっかりクレンメの開け忘れがあった場合でも、閉塞をアラームで教えてくれる輸液ポンプ。このクレンメの位置について、"輸液ポンプの上でも下でも、どちらでもよい"と思っていませんか？

輸液ポンプの回路でのクレンメの位置は、**必ず輸液ポンプよりも下流でなければいけません**。なぜなら、**輸液ポンプには上流側の閉塞感知機能がない**ため[1]です。

もし誤ってクレンメの開け忘れがあった場合でも、クレンメの位置が下流であれば閉塞アラームが鳴ります。しかし、クレンメが上流にあると、薬液が流れていないことを閉塞アラームで知らせてくれない場合があります(図1)。なお、ポンプ上流での閉塞状態が長く続くと回路内の陰圧により「気泡アラーム」が鳴ることがありますが、いつも鳴るとは限りません。

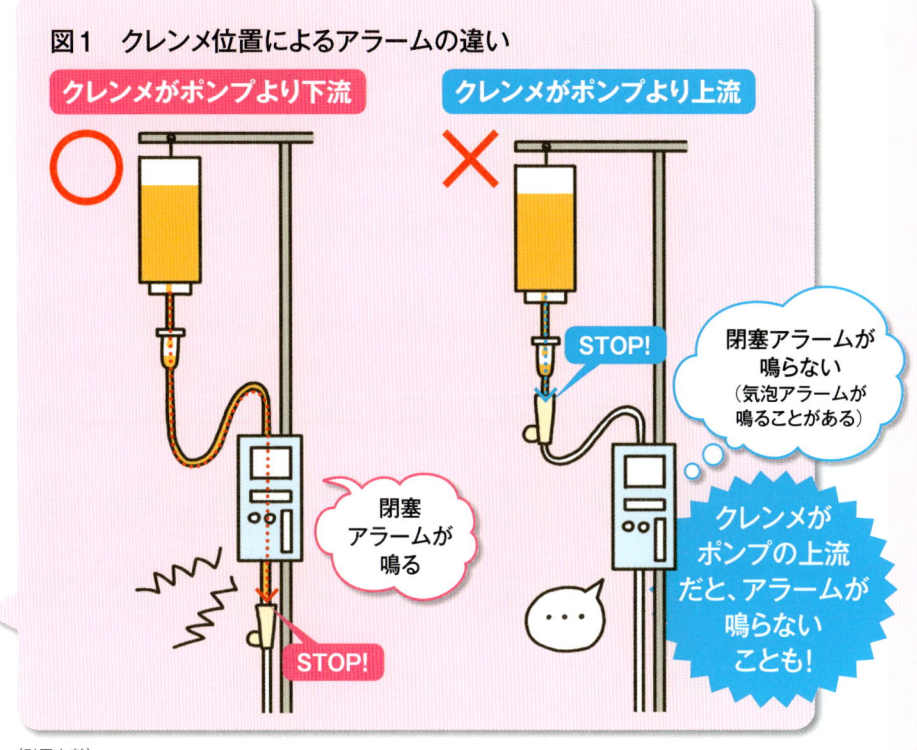

図1　クレンメ位置によるアラームの違い

〈引用文献〉
1. 株式会社トップ：トップ輸液ポンプTOP-2200 取扱説明書 警告 2009.

＊現在、輸液ポンプ内にクレンメが装着され、ドアと連動してクレンメが開閉する製品が臨床で使われ始めている。薬液のフリーフロー防止やクレンメの開け忘れ、輸液セットの逆方向取り付け防止にも有効。

1. 注射・採血・輸液

11 末梢静脈留置カテーテルを「頻繁に交換しない」

山下裕紀

●末梢静脈留置カテーテルの交換に関するエビデンス

臨床で用いられる末梢静脈留置カテーテルには、主に以下2つのタイプがあります。
①ショートタイプのカテーテル：長さ3インチ(1インチ＝2.54cm)未満
②末梢挿入中心静脈カテーテル(peripherally inserted central catheter；PICC)：20cm以上の末梢挿入中心静脈カテーテルなどに用いる

このうち通常の末梢静脈留置カテーテル(前述①)については、点滴漏れや静脈炎が観察されるまで交換せず、留置したままのことが多かったかもしれません。末梢静脈留置カテーテルの交換は、患者の苦痛を伴い、コストもかかります。また、カテーテル挿入が困難な場合であ

れば、できる限り再挿入は避けたいものです。

しかし米国疾病管理予防センター（Centers for Disease Control and Prevention；CDC）の『血管内カテーテル由来感染の予防のためのガイドライン（2011年）』では、一般的な末梢留置に用いられるショートタイプのカテーテルについて、**72～96時間毎に交換する**ことを強く推奨しています[1]。これは、末梢静脈留置カテーテルの研究において、血栓性静脈炎や細菌定着の発生率は72時間以上留置されたときに増加したというエビデンスや、静脈炎の発生率は72時間留置と96時間留置では有意な差は認められなかったというエビデンスをもとにしています[1]。

また、わが国における『静脈経腸栄養ガイドライン 第3版（2013年）』では、**「末梢静脈カテーテルは96時間以上留置しない」**としています[2]。この理由として、血栓性静脈炎の発生頻度は輸液組成によって異なるものの、まだ十分な検討がされてないこと、また現在、PPN（peripheral parenteral nutrition、末梢静脈からの糖電解質・アミノ酸・脂肪製剤の投与）が広く用いられており、汚染による微生物増殖の恐れがあることから、「96時間以上留置しない」が採用されています。また、末梢静脈カテーテル入れ替え時に、輸液ラインもともに交換することが推奨されています。今後、「静脈経腸栄養ガイドライン」の改訂版が公表されたら目を通しましょう。

> CDCのガイドラインでは末梢静脈留置カテーテルは「72～96時間毎に交換」[1]

> 日本のガイドラインでは、「96時間以上留置しない」[2]

● **感染や静脈炎を防ぐための対策**

いずれにしても、感染や静脈炎の予防のためには、カテーテル挿入あるいは管理の前に手を清潔にし、カテーテル操作時に適切な無菌操作で行うことが感染防止に役立つ[1]と示されています。そして、皮膚消毒を確実に行いましょう。

カテーテル挿入にあたっては、挿入部位は下肢よりも上肢を選択します。再刺入の場合であれば必ず針を交換します。固定は滅菌テープでしっかり行います。

カテーテル部位のドレッシング材が湿ったり、緩んだり、目に見えて汚れたりした場合や、静脈炎の症状（熱感、圧痛、紅斑、静脈索が触れる）、感染、カテーテル不調があるときは、再挿入が難しいと予測されてもすみやかに抜去しましょう。

〈引用文献〉
1. 矢野邦夫 抄訳：「血管内カテーテル由来感染予防ガイドライン2011」における勧告．インフェクションコントロール 2011；20（7）：103-110．
2. 日本静脈経腸栄養学会 編：静脈経腸栄養ガイドライン 第3版．照林社，東京，2013：88-89．

コラム

JSPENガイドライン3（2013）

2013年5月に日本静脈経腸栄養学会（JSPEN）より刊行された『静脈経腸栄養ガイドラインー第3版』[1]では、末梢静脈カテーテルの管理を右記のとおり提示しています。CDCガイドラインも考慮しながら、日本で使用されている輸液組成を考慮し、日本の実情に沿った管理方法が示されています。

〈引用文献〉
1. 日本静脈経腸栄養学会 編：静脈経腸栄養ガイドラインー第3版．照林社，東京，2013：QR10．

■『JSPENガイドライン3』

Q25	末梢静脈カテーテルの留置期間、輸液ライン、ドレッシング、輸液の管理の注意点は？	
A25.1	末梢静脈カテーテルは96時間以上留置しない。	BⅢ
A25.2	末梢静脈カテーテルの輸液ラインは、カテーテル入れ換え時に交換する。	BⅢ
A25.3	末梢静脈カテーテル挿入部はフィルム型ドレッシングで被覆し、発赤や疼痛・腫脹の有無を毎日観察する。	BⅢ
A25.4	アミノ酸加糖電解質製剤を投与する場合は、可能な限り薬剤混合・側注を避けるなどの厳密な衛生管理を実施する。	AⅢ

（文献1、PARTⅠ栄養管理の重要性および栄養投与経路選択・管理の基準／静脈栄養アクセスの管理・Ⅱ末梢静脈カテーテル（PVC）の管理．口絵「QR10」より引用）

『JSPENガイドライン3』におけるランク付け
● 推奨のランク付けにおける：A＝「強く推奨する」
　　　　　　　　　　　　　　：B＝「一般的に推奨する」
● 臨床研究論文のランク付けにおける：Ⅲ＝「症例集積研究や専門家の意見」

1. 注射・採血・輸液

12 輸液ラインは、気泡をとるためにボールペンなどで「強くしごかない」

小林淳子

● PVCフリーの輸液セットは刺激で破損・変形が起こりやすい

　従来のポリ塩化ビニル（polyvinyl chloride；PVC）製の輸液セットでは、輸液中の輸液ラインのなかにエアがたまった場合、輸液ラインをボールペンなどに巻き付けて気泡を点滴筒のほうへ押し上げて気泡を取り除く方法を教えてもらい、感動したことはありませんか。

　一方、インスリンやニトログリセリン、抗がん剤などの薬剤が輸液ラインに吸着する問題を解決するために、これらの薬剤を投与する際にPVCフリーの輸液セットを使用する場合があります。

　このPVCフリーの輸液セットは従来のものに比べて柔らかく、刺激によって伸びやすいという性質を持っています。そのため、ボールペンでしごくなどの強すぎる力を加えると、**破損や変形の原因となり、ラインの屈曲などの問題も起こりやすく**なります。

● 輸液ラインをボールペンに巻き付ける方法は、逆流のリスクがある

　一方、PVCの輸液セットで、輸液ラインをボールペンに巻き付ける場合であっても、患者側のクレンメを閉じてすばやく行う必要があります。

　なぜなら、クレンメを閉じてないと輸液ラインの形状が元に戻る瞬間に、患者側から血液がライン側に引き込まれ、**注射針の接続部などに血液の逆流が起こる**からです。血液の逆流は、点滴刺入部の閉塞や感染の原因になるとも考えられます。

● 安全に気泡を取り除く方法

　小さな気泡を取り除くには、輸液を止めて輸液ラインをまっすぐにし、**はじくように下から点滴筒に振動を与え、気体の浮力を利用して取り除く**ことが望ましいでしょう。一方、大きな気泡の場合は、患者側で輸液を止めて、Y字管などから注射器を用いてエアを吸い上げる方法が安全です。

〈参考文献〉
1. 北野病院看護部：こんな状況でも落ち着いて対応！点滴の"手技のトラブル"解決．松月みどり監修，特集 手技で知っておくこと／薬剤で知っておくこと 注射・点滴の「ここに注意！」．エキスパートナース 2008；24(4)：61．

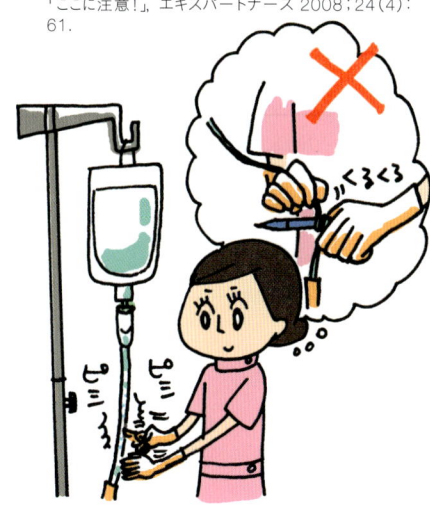

1. 注射・採血・輸液

13 血糖測定のための自己採血は、耳朶や、指の「正面では行わない」

小林淳子

簡易血糖測定器（self monitoring of blood glucose；SMBG機器）[*1]の種類によって採血の測定原理が異なるため、推奨される採血部位にも違いがあります。

● 指先は血糖値の変化が反映されやすい

指先のような末梢部位は、動脈と静脈の吻合が多く、体内の急激な血糖値の変化が反映されやすいため自己採血に適しています。

血液採取時の痛みを少なくするため、前腕の皮静脈からの採血も可能とされていますが、血流が遅いので急激な血糖値の変化を捉えるには不向きです（図1）[1]。

耳朶や手掌部（母子球、小子球）も、循環の状態からみると指先と大きな差はないかと思われます。ただし、耳朶は自分で実施するのが難しいため、介助者が実施するのであれば可能でしょう。あわせて、耳朶のように組織が薄い部位で採血する場合に、穿刺針が耳朶を貫通して介助者の指に刺さり、血液感染のリスクが報告されています[2]。耳朶で測定する場合は、穿刺部位の裏側を指で支えないよう注意しましょう。

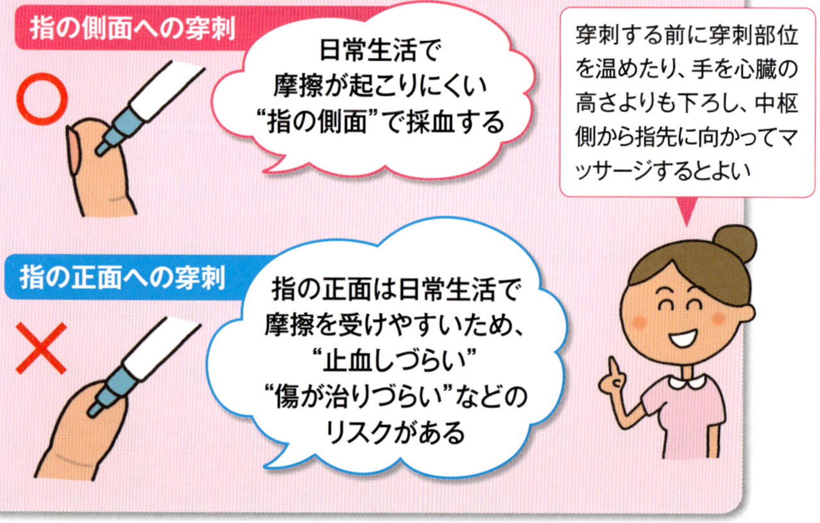

● 指先の側面からの採血が望ましい

血糖値を測定する場合、確実な検体量が必要です。したがって、確実に穿刺し、血液を出す必要があります。

また、簡易血糖の採血は繰り返し実施されるので、穿刺創はわずかな傷であっても、実施直後から生活のなかで摩擦を受けやすい"指の正面"では、止血しづらい、傷が治りづらいなどの問題が起こりやすいです。そのため、指の側面を穿刺することが望ましいとされています（図2）。

ただし、必要な血液量が採取されない場合や、無理に絞り出そうとして透明な細胞内液まで血液に混入すると、正確な値が得られにくくなります。穿刺する前に穿刺部位を温める、中枢側からマッサージするなどの工夫が必要です。

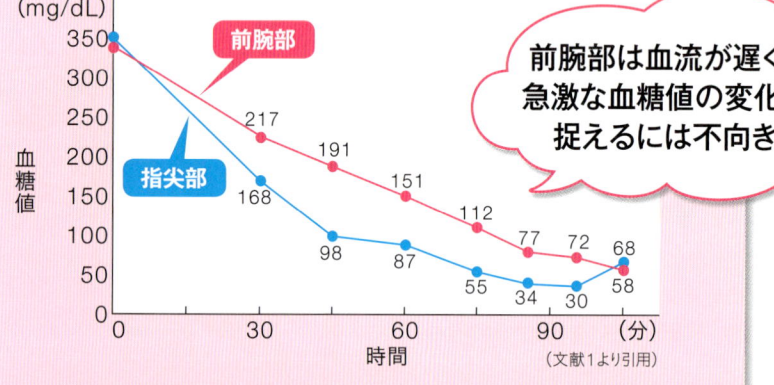

図1　インスリン静脈注射時の血糖低下―採血部位による差―

前腕部は血流が遅く、急激な血糖値の変化を捉えるには不向き

（文献1より引用）

図2　血糖測定の自己採血を行うときの穿刺位置（指尖部）

指の側面への穿刺 ○
日常生活で摩擦が起こりにくい"指の側面"で採血する

穿刺する前に穿刺部位を温めたり、手を心臓の高さよりも下ろし、中枢側から指先に向かってマッサージするとよい

指の正面への穿刺 ×
指の正面は日常生活で摩擦を受けやすいため、"止血しづらい""傷が治りづらい"などのリスクがある

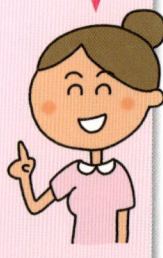

〈引用文献〉
1. Jungheim K, Koschinsky T. Risky delay of hypoglycemia detection by glucose monitoring at the arm. *Diabetes Care* 2001；24(7)：1303-1306.
2. 医薬品医療機器総合機構：PMDA医療安全情報No.18 微量採血のための穿刺器具による採血時の注意について．医薬品医療機器情報提供ホームページ．(2010年6月)．http://www.info.pmda.go.jp/anzen_pmda/file/iryo_anzen18.pdf (2014.8.1アクセス)

*1【SMBG機器】＝患者自身が血糖値を測定し、自己管理を行うための測定器。

1. 注射・採血・輸液

14 採血用穿刺器具を「複数の患者に使わない」

木野綾子

SMBG機器を用いて自分で血糖を測定するために、採血用穿刺器具を使用し、主に指先などから微量の血液を採取します。微量採血のための穿刺器具には現在、図1[1]に示す3通りのものがあります。

添付文書でも、③針の周辺がディスポーザブルタイプでない微量採血用穿刺器具は個人使用に限り、複数人への使用を禁じています。その理由は、英国の高齢者施設で血糖測定用の微量採血用穿刺器具を複数人に対して用いた事例で、B型肝炎が発生したと報告しているからです[2]。

日本でも、2008年4月に島根県において複数患者に使用しないことが明示されている微量採血用穿刺器具を複数患者に使用した旨が報告され[3]、「採血用穿刺器具(針の周辺部分がディスポーザブルタイプでないもの)の取扱いについて(注意喚起)」[4]が発出されました。

以上から、**針周辺がディスポーザブルでないものは複数人で使用してはいけない**のです。どのタイプの器具なのか確認し、また添付文書を必ず読みましょう。

〈引用文献〉
1. 厚生労働省：微量採血のための穿刺器具について. http://www.mhlw.go.jp/houdou/2008/05/dl/h0527-2b.pdf(2014.8.1アクセス)
2. 厚生労働省：「微量採血のための穿刺器具(針の周辺部分がディスポーザブルタイプでないもの)の取扱いに係る周知徹底及び調査の実施について(依頼)」に関する情報提供. http://www.info.pmda.go.jp/iryoujiko/file/20080613.pdf(2014.8.1アクセス)
3. 厚生労働省：微量採血のための穿刺器具(針の周辺部分がディスポーザブルタイプでないもの)に関するこれまでの対応. http://www.mhlw.go.jp/houdou/2008/05/dl/h0527-2a.pdf(2014.8.1アクセス)
4. 厚生労働省：採血用穿刺器具(針の周辺部分がディスポーザブルタイプでないもの)の取扱いについて(注意喚起). http://www.info.pmda.go.jp/iryoujiko/file/20080522.pdf(2014.8.1アクセス)

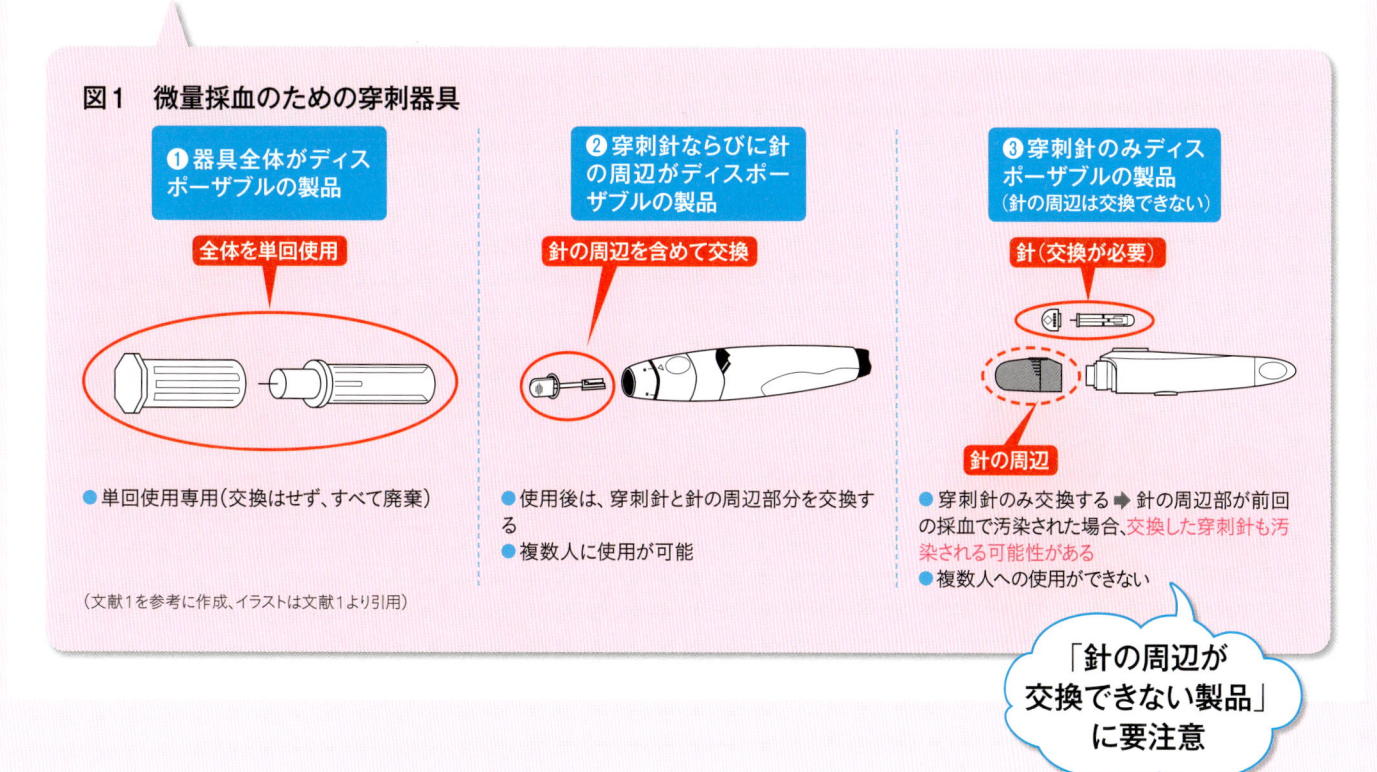

図1 微量採血のための穿刺器具

❶器具全体がディスポーザブルの製品
全体を単回使用
● 単回使用専用(交換はせず、すべて廃棄)

❷穿刺針ならびに針の周辺がディスポーザブルの製品
針の周辺を含めて交換
● 使用後は、穿刺針と針の周辺部分を交換する
● 複数人に使用が可能

❸穿刺針のみディスポーザブルの製品(針の周辺は交換できない)
針(交換が必要)
針の周辺
● 穿刺針のみ交換する ➡ 針の周辺部が前回の採血で汚染された場合、交換した穿刺針も汚染される可能性がある
● 複数人への使用ができない

(文献1を参考に作成、イラストは文献1より引用)

「針の周辺が交換できない製品」に要注意

1. 注射・採血・輸液

15 輸血（RBC-LR）は「加温しない」

藤田 浩

通常の場合、輸血用の赤血球製剤（人赤血球液・RBC-LR）は**加温する必要がありません。出庫したらすみやかに、そのままの温度で投与**します。

室温に戻して投与する必要もありません。血液製剤の質の変化は、室温で30分程度経過した時点から始まり、6時間経過すると接続部分などで細菌汚染が発生します。よって、輸血セットの使用期限についても6時間と決められています。長時間輸血の禁止はそのような理由からです。

また、室温放置してしまい、結局使用しないことになると廃棄になります。厚生労働省の指針[1,2]では、その期限は「30分」とされています。つまり、室温で30分経過した赤血球濃厚液は、質の変化が起こるため、患者へ投与できないことになります。したがって、積極的に加温することは質の変化を促進することになります。

例外的に加温する必要があるのは「低体温の恐れがある場合」と「寒冷凝集素症患者の場合」です（図1）。

●例外1：患者が低体温になる可能性がある場合

低体温になると、電解質異常が起こり（高カリウム血症など）、致死的不整脈が発生しやすくなるため、輸血血液を加温して投与します。

特に次の病態ではアシドーシスを起こすこともあります。温度管理とともに、

> 通常は
> ● 細菌汚染の恐れ
> ● 変質の恐れ
> から、"加温せず"
> そのまま迅速に投与

図1　例外的に人赤血球液の加温が必要な場合

1：低体温の恐れがある	2：寒冷凝集素症患者
① 急速大量輸血（輸血速度：成人50mL/kg/時以上、小児15mL/kg/時以上） ② 中心静脈路からの大量輸血（循環血液量とほぼ同じ程度〜3/4程度の量の輸血） ③ 新生児に対する交換輸血	体温より低くなると、室温でも血液が凝集してしまう疾患 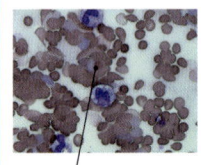赤血球の凝集 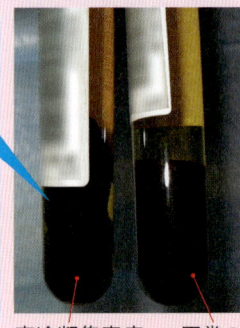寒冷凝集素症患者の血液　正常の血液

例外的に加温する場合は必ず専用機器を用いる

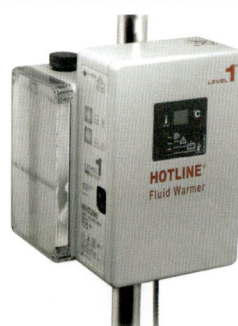

例：レベル1 ホットライン™ 輸血・輸液加温システム（スミスメディカル・ジャパン株式会社）

電解質管理も求められます。
①急速大量輸血（輸血速度：成人50mL/kg/時以上、小児15mL/kg/時以上）
②中心静脈路からの大量輸血（循環血液量とほぼ同じ程度～3/4程度の量の輸血）
③新生児に対する交換輸血

● 例外2：溶血反応を起こす可能性がある場合

患者が寒冷凝集素症である場合を指します。体温より低い血液が輸血されると、体内にある寒冷凝集素と反応して血液が凝集し、その結果、溶血する疾患です。

寒冷凝集素症の患者に対する輸血は輸血の加温とともに、患者自身の保温と室温の管理を行います。

なお加温する場合は、輸血ルートを加温しながら輸血する装置など、適切な専用機器を用います。また、高カリウム血症を避けるため、カリウム吸着フィルターが使われる場合もあります（下記コラム参照）。

〈引用文献〉
1. 厚生労働省医薬食品局血液対策課：「輸血療法の実施に関する指針」（改定版）／平成17年9月（平成24年3月一部改正）．
http://www.mhlw.go.jp/new-info/kobetu/iyaku/kenketsugo/dl/tekisei-01.pdf
（2014.8.1アクセス）
2. 厚生省薬務局：血液製剤保管管理マニュアル（平成5年9月16日）．

コラム

「カリウム吸着フィルター」使用時は、生食フラッシュは厳禁!

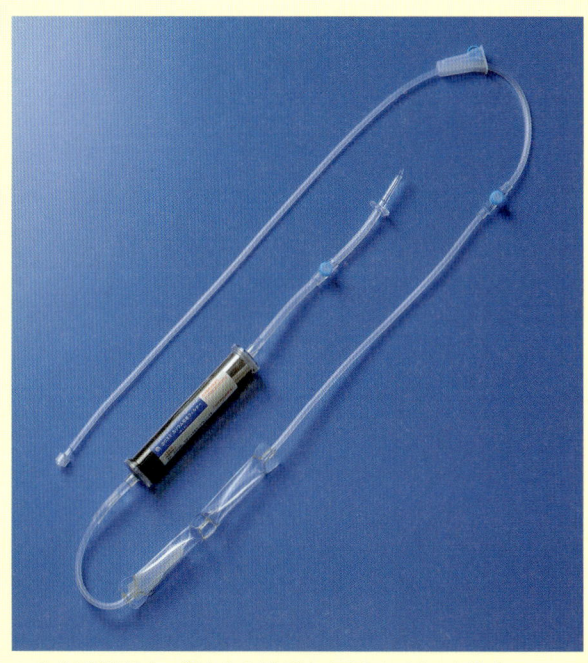

● 赤血球製剤中に増加した過剰なカリウムイオンを除去
● カワスミカリウム吸着フィルター（川澄化学工業株式会社）

「カリウム吸着フィルター」は、平成24年度から薬価収載が認められ、それぞれの病院で使用され始めています。

胎児・未熟児・新生児・交換輸血または体外循環を受ける小児、および救命上緊急な急速大量輸血が必要な患者に対し、カリウム値が上昇している恐れのある赤血球製剤（照射血・長期保存血）を輸血する場合の、輸血血液中の過剰カリウムの吸着・除去が目的で使用されます。

注意事項として、必ず輸血前に生理食塩液でラインを満たしてから用います。この手順（プライミング）により、吸着フィルターの空気を抜ききるとともに、フィルターにもともとある充填液を洗い流します。

その後、輸血しますが、輸血後には生理食塩液でフラッシュしないでください。その手順により、せっかくフィルターに吸着させたカリウムを剥がしてしまい、体内に入れてしまうリスクがあるからです。

成人用は、1本につき人赤血球液を4単位使用できます。輸血間に生理食塩液の使用は禁止です。そのまま、2本目を輸血してください。

（藤田　浩）

> コラム

CDC血管内留置カテーテル関連感染予防のためのガイドライン（2011）

　『血管内留置カテーテル関連感染予防のためのガイドライン』[1]が9年ぶりに改訂され、2011年4月1日にCDCより公開されました。今回の改訂で新しく追加になった主な項目のほか、ガイドラインでは「行動改善のための包括的（バンドル）戦略」が重点項目とされ、行動改善計画の実施が求められています[2]。

■追加された主な項目

①	カテーテルの挿入および維持管理を行う**スタッフの教育とトレーニング**が必要
②	中心静脈カテーテルを留置する場合、挿入試行回数および気胸や動脈穿刺などの合併症リスクを減らすため、十分に訓練された者が**超音波ガイド下**に実施する
③	カテーテル挿入時は、**高度無菌バリアプリコーション（キャップ、マスク、滅菌ガウン、滅菌手袋、滅菌全身用覆布）**を実施する
④	カテーテル刺入部は、**0.5％を超えるクロルヘキシジン配合アルコール製剤**で皮膚消毒を実施する。クロルヘキシジンが使用できないときは、ポピドンヨード、ヨードチンキ、70％アルコールを使用する
⑤	血管内留置カテーテルの感染リスク減少のため、**無縫合式固定器具**を使用する
⑥	CRBSI発生率が減少しない場合、**クロルヘキシジン含浸スポンジドレッシング**を使用する
⑦	血液、血液製剤、脂肪乳剤を投与されていない場合、輸液セットは**最低96時間（4日間）交換しない。しかし、少なくとも7日間ごとに交換する**
⑧	ニードルレスによる血管内留置カテーテルシステムでは、**アクセスポートを適切な消毒薬（＞0.5クロルヘキシジン配合アルコール製剤、ポピドンヨード、ヨードチンキ、70％アルコール）を使用してゴシゴシと擦って消毒する**

（文献2、p.36を参考に作成）

〈参考文献〉
1. CDC：Guidelines for the Prevention of Intravascular Catheter-Related Infections, 2011.
http://www.cdc.gov/hicpac/pdf/guidelines/bsi-guidelines-2011.pdf（2014.8.1アクセス）
2. 大久保 憲：ここが変わってきている感染対策. エキスパートナース 2012；7(9)：36.

2 気管吸引

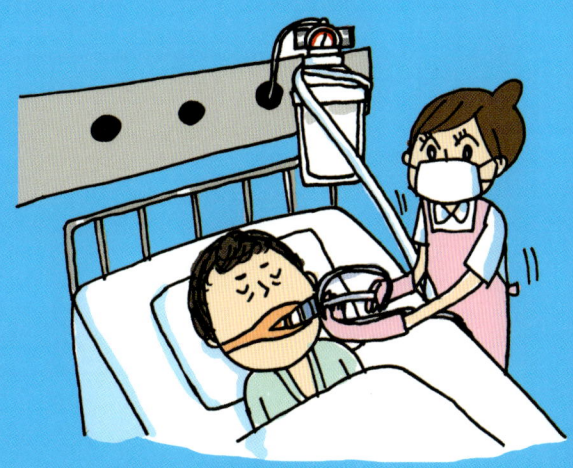

2. 気管吸引

1 吸引カテーテルは、「陰圧をかけながら」挿入してはいけない

大江理英

　急性期の患者に用いられる気管チューブなどの人工気道内に吸引カテーテルが挿入されているあいだは、気道抵抗の上昇を引き起こし、気道内の酸素も吸引されます。したがって、**肺胞の虚脱や低酸素の危険性があるので、陰圧をかけながらの吸引カテーテル挿入は不要**です。

　気管チューブ内の痰が目視で確認できる場合などは、痰に到達できる長さまで吸引カテーテルを挿入後に陰圧をかけて低酸素血症などを防ぐ工夫が大切です。ルーチンの処置と捉えず、目視や聴診による痰の位置も考えた実施前のアセスメントが必要です。

　なお、気管吸引で推奨される吸引圧は最大で20kPa（150mmHg）で、1回の吸引時間は10秒以内、1回の挿入開始から終了までの時間も15秒以内にとどめ愛護的に行いましょう（**図1**）[1]。

〈引用文献〉
1. 日本呼吸療法医学会 気管吸引ガイドライン改訂ワーキンググループ：気管吸引ガイドライン2013（成人で人工気道を有する患者のための）．人工呼吸 2013；30：75-91．

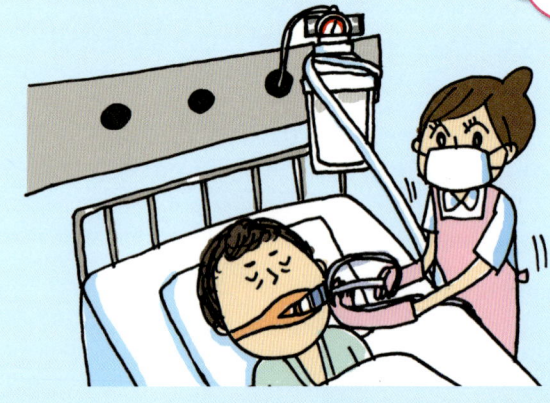

図1　挿管中における気管吸引時のポイント

吸引カテーテルの挿入時は、陰圧をかけない
（吸引カテーテル先端が気管分岐部に当たったら、少し引いてから陰圧をかける）

推奨される吸引方法

- 吸引圧：最大で20kPa（150mmHg）
- 吸引時間：1回の吸引時間は10秒以内（開始から終了まで15秒以内）
- 吸引カテーテルの太さ：気管チューブの内径（mm）×1.5（Fr）以下（最大で人工気道の1/2）
- 挿入の深さ：カテーテル先端が気管分岐部に当たらない位置

（文献1、p.82、85-86より作成）

2. 気管吸引

2 気管吸引時、吸引カテーテルは「回転させない」「上下にピストン運動はしない」

大江理英

気管吸引操作中に**吸引カテーテルを回したり、上下にピストン運動させることで吸引量が増えるというエビデンスはありません**[1]。

しかし、臨床で吸引カテーテルを回したり上下しながら吸引することで、吸引効果が上がると感じられる場面もあります。そのようなときは、吸引カテーテルを回すことも許容されますが、ピストン運動は気管壁を損傷する恐れがあるため、実施の際は注意深い観察とアセスメントが必要です（図1-①）。

また、吸引カテーテルの先端の形状にはリング状・多孔式などがあり、これらは気管壁の損傷が少ないといわれますが、エビデンスはありません。

なお、閉鎖式気管吸引カテーテルでカテーテルを回転させることは、構造上困難であり、スリーブの破損などをもたらすので避けましょう（図1-②）。

図1　やってはいけない吸引カテーテルの操作

①開放式気管吸引カテーテルの場合

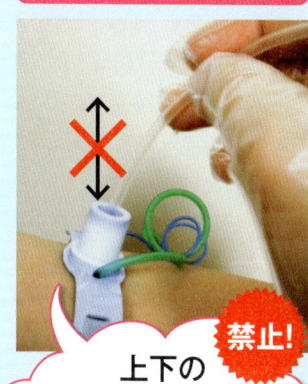

禁止！
上下のピストン運動は、カテーテル先端による気管損傷の恐れがある

②閉鎖式気管吸引カテーテルの場合

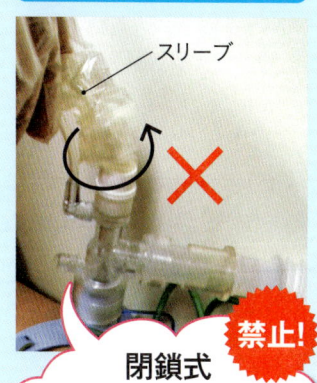

スリーブ

禁止！
閉鎖式気管吸引カテーテルを回しながらの吸引は、スリーブの破損を起こす

〈引用文献〉
1．日本呼吸療法医学会　気管吸引ガイドライン改訂ワーキンググループ：気管吸引ガイドライン2013（成人で人工気道を有する患者のための）．人工呼吸 2013；30：75-91．

コラム

気管吸引ガイドライン（2013）

気管吸引を実施する頻度について、『気管吸引ガイドライン 2013』[1]では「必要なときに適宜行う」とし、時間を決めてルーチンで実施するのではなく、その都度吸引の必要性を必ず評価することとしています。不必要な吸引は患者に苦痛を与え、低酸素などの合併症のリスクを高めることにつながるため、効果的に行うことで吸引回数をできる限り減らす工夫が大切です。

■気管吸引で起こりうる合併症

1. 気管、気管支粘膜などの損傷	9. 気管支攣縮（喘息発作）
2. 低酸素症・低酸素血症	10. 不快感・疼痛
3. 不整脈・心停止	11. 肺炎
4. 徐脈・頻脈	12. 無気肺
5. 血圧変動・循環不全	13. 頭蓋内合併症（頭蓋内圧上昇、脳内出血、脳浮腫増悪など）
6. 呼吸停止	14. 気胸
7. 咳嗽による疲労	
8. 嘔吐	

（文献1、p.88-89より作成）

〈引用文献〉
1．日本呼吸療法医学会　気管吸引ガイドライン改訂ワーキンググループ：気管吸引ガイドライン2013（成人で人工気道を有する患者のための）．人工呼吸 2013；30：75-91．

2. 気管吸引

3 気管吸引時の手袋は「滅菌でなくてもよい」

網中眞由美

気管吸引時に**清潔な未滅菌手袋よりも、滅菌手袋を使用するほうが感染を予防できるというエビデンスは、現在のところありません。**

米国呼吸療法協会(American Association for Respiratory Care；AARC)ガイドライン[1]は、開放式気管吸引では滅菌手袋の使用を推奨していますが、米国疾病管理予防センター(Centers for Disease Control and Prevention；CDC)ではこれを未解決の問題としています[2]。日本呼吸療法医学会『気管吸引ガイドライン2013』[3]はCDCガイドラインを受けて「手袋は未滅菌の清潔な使い捨てのものでよい」としています。

すなわち、現時点では、吸引時の手袋に滅菌・未滅菌のどちらを使用するかの選択は各医療機関等使用者に任されています。

滅菌手袋を使用すればより高い安全性が確保できるかもしれません。しかし滅菌状態は、無菌の部位や物品への接触であってこそ保たれます。滅菌手袋を着用しても、取り扱う"吸引カテーテルの外袋に触れた時点"で、あるいは"吸引ビンとの接続の際にランニングチューブに触れた時点"で、手袋の無菌性は失われてしまいます。より高い安全性を求めて滅菌手袋を使用するならば、広い無菌作業スペースを確保したうえで厳密な無菌操作をしなければ滅菌手袋を使用している意味はないでしょう。

未滅菌手袋を使用する場合は、未滅菌手袋ならどんなものでも使っていいというわけではなく、「清潔な」未滅菌手袋でなければなりません。医療用の処置用手袋は滅菌こそされていませんが清潔な状態です。未滅菌手袋は"箱に入った状態で水やほこりなどで箱や中の手袋が汚染しない場所に置かれていること""箱から取り出す際は手指衛生を行うこと"が重要です。

滅菌・未滅菌いずれの手袋を使用するにしても、医療従事者の手指衛生や清潔操作が大切です。

〈引用文献〉
1. American Association for Respiratory Care. AARC Clinical Practice Guidelines. Endotracheal suctioning of mechanically ventilated patients with artificial airways 2010. Respir Care 2010；55(6)：758-764.
2. CDC. Guidelines for Preventing Health-Care-Associated Pneumonia, 2003：Recommendations of CDC and the Healthcare Infection Control Practices Advisory Committee. MMWR Recomm Rep 2004；53(RR03)：1-36.
http://www.cdc.gov/mmwr/preview/mmwrhtml/rr5303a1.htm(2014.8.1アクセス)
3. 日本呼吸療法医学会 気管吸引ガイドライン改訂ワーキンググループ：気管吸引ガイドライン2013(成人で人工気道を有する患者のための). 人工呼吸 2013；30：75-91.
http://minds4.jcqhc.or.jp/minds/ES/CPGs2013_EndotrachealSuction.pdf(2014.8.1アクセス)

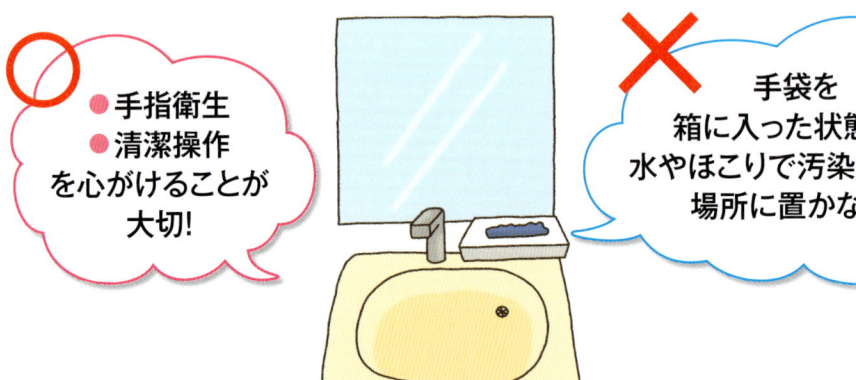

3 日常ケア

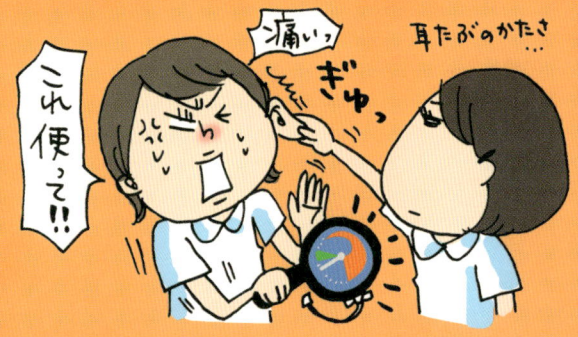

3. 日常ケア

1 酸素吸入は「加湿しない場合もある」

永田文子

看護技術に関する教科書を見ると、酸素療法における使用物品として「精製水」もしくは「蒸留水」と記載されていることが多いです。

その理由として、"酸素吸入で使用される酸素は乾燥しているため、加湿が必要だ"という内容を学校で習ったのではないでしょうか。

しかし、最近は酸素吸入時に**加湿をあえて行う必要はないケースがある**ことが知られています。各種ガイドラインでは**表1**[1-3]のように明記されており、このうち『酸素療法ガイドライン』[1]には、あえて加湿する必要がない理由として、主に次のことが示されています。

- 一回換気量に占める配管からの酸素（乾燥酸素）の割合が少ないこと
- 室温で使用する加湿器の加湿能力が低いこと
- 加湿用蒸留水の細菌汚染が報告されていること

"でも、加湿しないと乾燥した酸素が鼻腔に悪さをするのでは？"と疑問に思いませんか？これについては実験が行われ、**3L/分までは、加湿の有無による自覚症状に大差はなかった**そうです[4]。

ただし、『酸素療法ガイドライン』[1]には「鼻腔の加湿能力が低い患者の場合には酸素加湿は必要である」「鼻腔や口腔の乾燥を強く訴える患者には柔軟に対応すべきである」「小児や気管支喘息患者では、酸素加湿を中止してよいとする根拠はない」と明記されています。健康な人を対象にしたものですが、3L/分の経鼻カニューラで鼻腔粘膜の腫脹や発赤がみられたという報告[5]もあるため、すべてのケースで酸素の加湿が必要ないということではありません。

〈引用文献〉
1. 日本呼吸器学会 肺生理専門委員会, 日本呼吸管理学会 酸素療法ガイドライン作成委員会 編：酸素療法ガイドライン, メディカルレビュー社, 東京, 2006：26-48.
2. American Thoracic Society. COPD Guidelines (2004). Retrieced Sep 4th 2013. http://www.thoracic.org/clinical/copd-guidelines/resources/copddoc.pdf(2014.8.1アクセス)
3. Kallstrom TJ. AARC Clinical Practice Guideline：oxygen therapy for adults in the acute care facility ― 2002 revision & update. *Respir Care* 2002；47(6)：717-720.
4. 宮本顕二, 加後勇人, 福家聡, 他：経鼻的酸素吸入における酸素加湿の必要性の有無に関する研究. 日本医師会雑誌 2005；133(5)：673-677.
5. 中村邦子, 谷口佳久, 入船えつ子, 他：ネーザルカニューラを用いた無加湿酸素投与の上気道粘膜への影響. 日本呼吸ケア・リハビリテーション学会誌 2013；23(1)：111-114.

表1 "加湿する必要がない"とガイドラインに記載されている条件

ガイドライン名		経鼻カニューラ	ベンチュリーマスク
酸素療法ガイドライン(2006)[1]	日本呼吸器学会 肺生理専門委員会、日本呼吸管理学会 酸素療法ガイドライン作成委員会	3L/分まで	酸素濃度40%まで
COPDの診断と管理の基準(2004)[2]	米国胸部学会(American Thoracic Society)	5L/分以下	記載なし
成人の急性期における酸素療法に関するガイドライン(2002)[3]	米国呼吸療法協会(American Association for Respiratory Care)	4L/分以下	記載なし

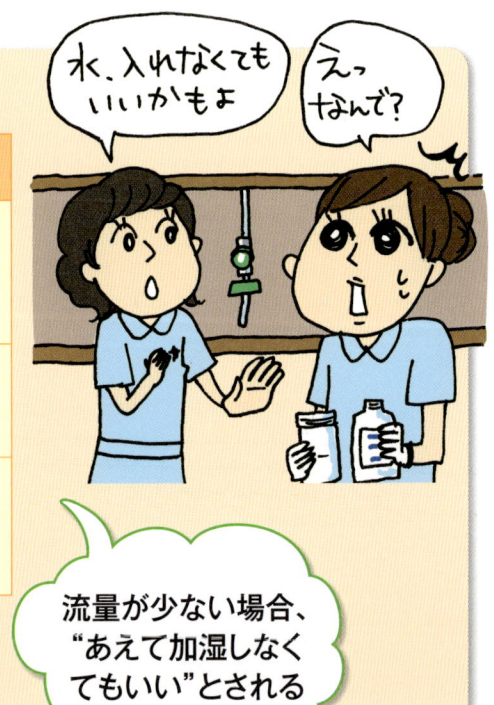

水、入れなくてもいいかもよ

えっ、なんで？

流量が少ない場合、"あえて加湿しなくてもいい"とされる

3. 日常ケア

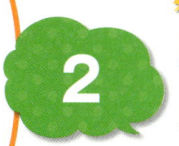

2 麻痺側で体温・SpO₂、痛みがなければ血圧の「測定をしてもよい」

川西千恵美

バイタルサイン測定は、片麻痺のある患者の場合、健側で行うことが原則となっています。その根拠となった論文は、60歳の片麻痺患者わずか1例で、左右の腋窩温と直腸温を比較した結果、麻痺側の体温は日内変動において不安定[1]とありました。

しかし、ICU等の継続的なバイタルサインのモニタリングが行われている臨床において、血圧や経皮的動脈血酸素飽和度（SpO₂）の計測は、経験的な判断で麻痺側で行われていることがよくあります。そこで、実際に麻痺側と健側のバイタルサインの測定値を計測してみると[2]、**体温、血圧、SpO₂の測定値に臨床的に意味のある差がない**ことがわかりました（表1）[2]。このことから麻痺側でSpO₂や体温を測定してもよいといえます。血圧測定は脱臼に注意する必要がありますが、痛みがある場合を除いて、麻痺側でも測定可能といえるでしょう。

片麻痺のある患者にとって、麻痺側での測定が可能となることは、点滴静脈内注射等の処置が必要な場合や、長時間パルスオキシメータによるモニタリングが必要な場合など、**健側の自発的な動きを制限せずに済み、筋の痙縮の増大を防ぎ拘縮等を予防する効果**も考えられます。

また、片麻痺のある患者が自分で体温を測定できることでセルフケアも拡大し、自己管理に対する意欲の向上にもつながるでしょう。いずれも、残存機能を低下させないかかわりが期待できます。

〈引用文献〉
1. 町野龍一郎：臨床検温法に関する研究. 日本温泉気候学会雑誌 1959；22(4)：34-64.
2. 小林淳子，川西千恵美：片麻痺患者の麻痺側におけるバイタルサイン測定の可能性. JNI 2013；11：24-30.

表1 麻痺側と健側でのバイタルサイン測定値の差

方法 安静仰臥位で、麻痺側と健側で同時にバイタルサインを測定（体温、血圧、SpO₂）

対象者 以下の条件を満たす亜急性期から慢性期の患者（27名、平均年齢72.8歳）
- 脳血管障害または脳挫傷で片麻痺がある
- 病状が安定していると主治医が判断した
- 著しい血圧の変動がみられない
- 自律神経の異常が著しい脳幹部に障害がある患者を除外

結果 健側と麻痺側で、臨床的に意味のある差はない

項目		体温(℃) n=26	平均血圧(mmHg) n=25	収縮期血圧(mmHg) n=25	拡張期血圧(mmHg) n=25	SpO₂(%) n=26
健側	平均値 SD	36.43 0.7	88.24 11.4	121.28 19.68	71.72 8.85	95.96 1.86
麻痺側	平均値 SD	36.61 0.7	88.53 11.7	120.44 17.74	72.58 9.46	96.31 1.81

Paired-t検定
*p<0.05

（文献2より引用）

麻痺側と健側で有意差なし

麻痺側が健側より有意に高いが、わずかな差である

3. 日常ケア

3　麻痺側の脱臼予防のため「腕を三角巾でずっと吊らない」

川西千恵美

● **三角巾では肩関節が"内側に回る"**

麻痺患者の脱臼予防や亜脱臼整復のため、麻痺側を三角巾で固定することが多く見られます。

三角巾は、安価で簡便な一方、三角巾で固定すると、**上肢は内転・内旋傾向、肩甲上腕関節（以下、肩関節）は、内側に回る（内転→内旋位）傾向になる**といわれています。

皆さんは、臥床しているときも三角巾をつけたままの患者を見かけたことはありませんか？　脱着のたびに医療者を呼んだり、つけたり外したりが面倒だから、ずっとつけているという問題も存在します。それがより拘縮の原因となる場合があるはずです。

もしも三角巾を使う場合、**使用は最小限にすることが重要**です。肩関節に負担がかからない姿勢（上腕の重みがかからない姿勢、仰臥位など）では、必ず外すことを守ってもらいましょう。また、肩関節を全体的に包み込むように装着すること、頸に負担がかからないよう装着することも重要です。

● **適切な肢位を保てる用品もある**

近年は、三角巾のほかに、亜脱臼防止のためのアームスリング（図1）で固定する施設も多いでしょう。アームスリングの最大の利点は、1人で装着可能ということです。メッシュタイプのものも販売されています。

しかし、肘屈曲タイプのアームスリングは上肢内転・内旋位固定の不良肢位による拘縮や腋窩の圧迫、上肢の締めつけによる血行障害が問題点として挙げられています[1]。

その欠点を補うことができる用品として、上肢懸垂用肩関節装具（オモ ニューレクサ、図2）が開発されています。これは、脱臼を起こした人が装着するため医師の診断と正しい装着が必要となりますが、やや高額であるものの保険適用です。伸展位での固定のため、歩きやすい、バランスがとりやすい、という大きな利点が強調されています。何よりも肌の上に直接つけられ、その上から服を着ることになるので、患者は目立ちにくいと思うかもしれません。

同装具では、上肢内転、内旋固定の不良肢位による拘縮や腋窩の圧迫、上肢の締めつけによる血行障害が起こらなかったことが報告されています[1]。また、6症例において「三角巾」と「オモ ニューレクサ」で亜脱臼整復の違いを比較した研究では、オモ ニューレクサで有意に整復されていました[2]。

● **脱臼予防のポイントは"正しく支える"**

麻痺により脱臼を起こして痛みを感じている患者は多く存在し、そのための治療は多く報告されています。独自のアームスリングを工夫したり、三角巾でも外転枕を使用し脱臼の整復を試みている報告もありました。

脱臼予防や亜脱臼整復のためには、**肩関節を全体的に包み込むように装着する**ことが重要です。

図1　アームスリング

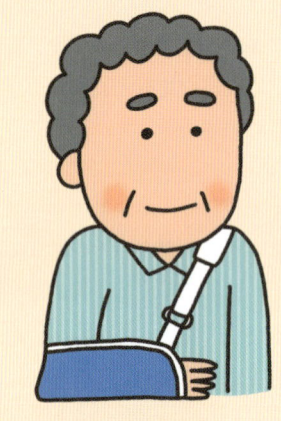

＊メッシュタイプもある

図2　上肢懸垂用肩関節装具

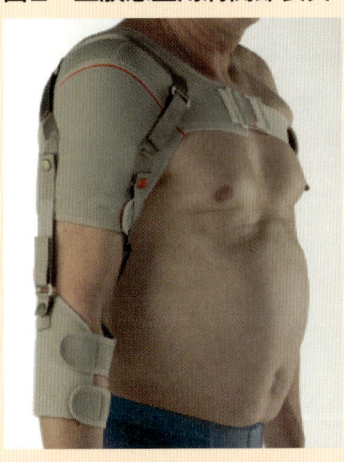

● オモ ニューレクサ
（オットーボック・ジャパン株式会社）

〈引用文献〉
1. 長谷部香織, 伊藤美弥子, 安原教子, 他：肩関節に亜脱臼と疼痛がみられる脳卒中片麻痺患者に対する上肢懸垂用肩関節装具オモニューレクサの使用経験. 理学療法研究 2012；29：39-42.
2. 遠藤正英, 足立勇人, 橋本将志, 他：肩装具の効果検証～オモニューレクサの使用経験を通して～. 日本義肢装具学会誌 2011；27巻特別号：154.

3. 日常ケア

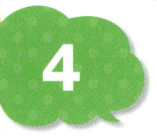

4 良肢位での「固定は不要」

小林淳子

● "良肢位"は固定のためでなく"動かすため"

　拘縮とは、皮膚、骨格筋、腱、靱帯、関節包などの関節周囲軟部組織の器質的変化に由来した関節可動域制限と定義されています。関節周囲軟部組織が可逆的に変化したものなので、リハビリテーションによって改善を促すことが可能と考えられます。

　関節可動域の制限を最小限にするには、解剖生理学上、最も機能的な肢位である良肢位を保てるように配慮するとともに、**正しく体位変換を行う**ことが必要です。つまり、良肢位は、"固定"を目的としているのではなく、"自動的ないし他動的に関節可動域訓練を行い、可動域の制限を最小限にする"ための肢位として重要な意味をもっているのです。「固定」することで、良肢位とはいえ長時間一定の角度で肢位を保つことになります。これでは、関節可動域制限を助長することになりかねません。**関節可動域制限を起こさないように、適度な運動をする**ことが重要です。

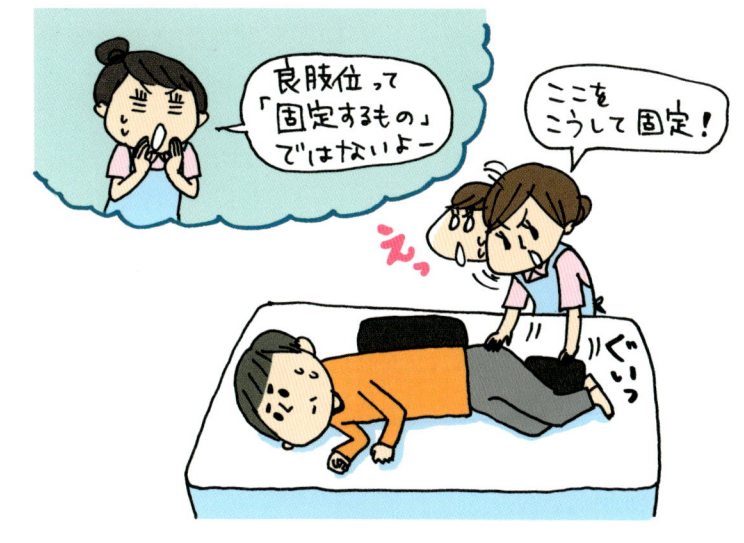

● "適度な運動"とは？

　関節可動域訓練等の適度な運動は、組織の修復を早め、血行を回復し、関節拘縮などの合併症を防ぐことが期待できます。しかし、関節可動域訓練を行う場合は、痛みのない、もしくは痛みを最小限にとどめた範囲内で実施し、痛みによる反射性交感神経性ジストロフィー（reflex sympathetic dystrophy；RSD）を引き起こさないように実施することが必要です。

　例えば、急性期や意識障害時にはまず正しい体位変換による良肢位保持をベースに、以下のような運動が必要とされます。
● 最低1日に1～2回程度は各関節を5～10回動かす
● 関節可動域を維持するためには3回を1セットとして、1日2セット全可動域を動かす

　その際、健側の関節も動かすことが重要です。

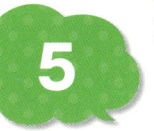

3. 日常ケア

5 拘縮予防に「丸めた柔らかいタオルを握らせない」

小林淳子

● 上肢は筋の緊張により屈曲位を取りやすい

　脳血管疾患の関節可動域制限の発生状況について調査した研究では、急性期では対象者の約4割に、回復期・維持期においては対象者の約9割に関節可動域制限が認められています[1]。関節拘縮は回復期や維持期の患者にとても重要な問題となっています。

27

また、片麻痺患者の関節可動域制限の発生頻度は、肩関節が最も高く、次いで足関節、手指の順に高い[2]ことから、**手指の拘縮は大変起こりやすい**ことがわかります。

臨床における関節可動域制限の多くは、拘縮と筋の持続的な収縮の両方の影響があり引き起こされます。上肢は一般的に屈曲位をとりやすいのですが、原因は筋の緊張の変化によるものです。

これまで、拘縮予防には、棒状の形にハンドタオルを丸めたものを握らせていました（**図1-①**）。拘縮は予防をしないと手のひらが開かなくなり、においがしたり、爪が手のひらに食い込んだりします。しかし、これまで行ってきた方法は、本当に拘縮予防に有効な方法だったでしょうか？

●タオルの形を工夫し、他動的ストレッチと併用しよう

拘縮予防のハンドタオルは、脳の変性疾患（アルツハイマー症など）の場合、把握反射（つかもうとしてぎゅっと握り締める）が出現し、逆効果になる場合もあります。このことは、必ずしもすべてのケースで持続的な筋の収縮につながるわけではありませんが、**ハンドタオルが把握反射を引き起こす要因になりえます。**

また、丸めた柔らかいタオルは、握り込みによりつぶれて指を曲げるようになってしまいます。手の筋緊張が強い患者は握り続けることで、局所の皮膚に障害まで起こしかねません。筋が持続的に収縮する要因となる痛みや浮腫、炎症を取り除き、筋緊張の緩和を図ったうえで、痛みの出現に配慮しながら関節を動かす援助が重要です[3]。

しかし、このように援助をしても、拘縮が進むことがあります。拘縮を起こした手は清潔を保ちにくいため、細菌叢ができ、皮膚のにおいや損傷が起こりやすい状態になります。このような手には、清潔を保持し湿潤を予防し、手掌や指間で起こりやすい、皮膚の接触を防ぐことを目的として工夫された、従来とは違う形での用品の使用が提案されています（**図1-②**）。

しかし、それらも長時間そのままにすると、一定の角度で安静にしてしまうことに変わりはなく、拘縮を助長させてしまうことになります。用具は、**関節を動かすことを大前提として使用する**必要があります。拘縮予防には、あくまでも他動的ストレッチが基本です。

〈引用文献〉
1. 奈良 勲, 浜村明徳 編：拘縮の予防と治療. 医学書院, 東京, 2003：60-70.
2. Shimada T, et al. Factors affecting development of contracture in hemiplegic patients. *Bull Allied Med Sci Kobe* 1994；10：37-44.
3. 沖田 実 編：関節可動域制限 第2版 病態の理解と治療の考え方. 三輪書店, 東京, 2013.

〈参考文献〉
1. 坂本扶由子：円背のあるケース②. WOCナースが実践 必ず見つかる！ポジショニングのコツ, 田中マキ子, 柳井幸恵 他 編, 中山書店, 東京, 2011：64.

図1 手の拘縮予防の方法

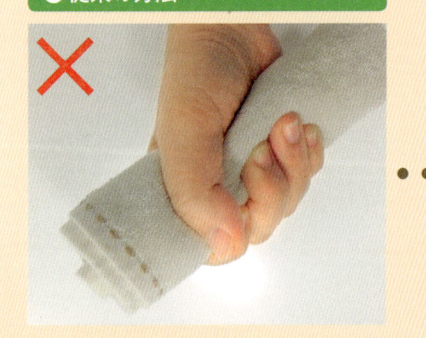

①従来の方法

②新しい方法
- 把握反射が強い場合によい
- 把握反射が弱い場合によい

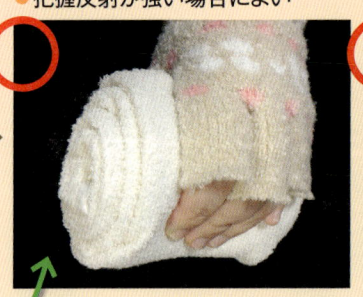

●把持しにくく、指を伸展させる形状にする
●折りたたんだタオルやスポンジを用いる

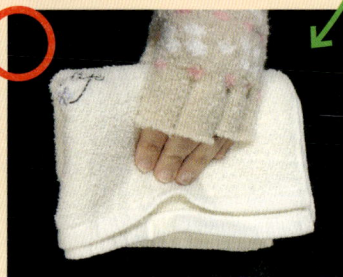

＊手袋がわかりやすいように色つきを使用した。材質は綿で、洗濯しやすいものであればよい

指の間に隙間ができるような手袋を着用する（指間が密着しないように）

（参考文献1, p.64を参考に作成）

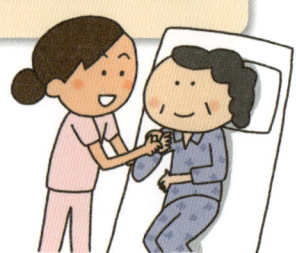

ただし予防の基本は他動的ストレッチ

3. 日常ケア

6 舌苔を「全部一気に取ろうとしない」

岸本裕充

舌苔はすべてが汚染物ではなく、**舌背表面に薄く白苔がある程度はむしろ正常**です。したがって全部除去することはもともと困難ですし、全部除去をめざすと舌背の表面を傷つけることにもなります。

経口摂取をすると、食物と舌などの粘膜が摩擦することで古くなった粘膜上皮が新陳代謝で剥離します。また、刺激で分泌された唾液によって剥離上皮を含む口腔の汚染物が洗浄され、食物や唾液とともに、これらの汚染物は嚥下されます。これが「口腔の自浄作用」で、舌苔が厚くなる原因の1つは、この自浄作用の低下によるものです。

舌苔は、①ミクロのレベルでは舌背部の糸状乳頭が延長しており（図1）、②新陳代謝で粘膜上皮が剥離しかかっている、もしくは剥離・遊離したものが表面に残っていると白く見えます。

ちなみに、舌背部の糸状乳頭の延長が特に目立つ状態が、舌苔の特殊型である「毛舌」です。黒色色素産生菌の影響で着色すると、「黒毛舌」「茶毛舌」と呼ばれます。延長した糸状乳頭の間には、菌や微細な食物残渣も含まれています。

したがって、舌苔が厚くなっているときは舌の清掃が必要な状況ですが、除去すべきものは、遊離した粘膜上皮、糸状乳頭の間に存在する菌や微細な食物残渣です。毛足の長いカーペットの掃除を想像していただければわかりやすいと思います。「毛玉をどこまで除去するか？」に決まりはないでしょうが、明らかに遊離している毛玉は除去、またカーペットそのものをできるだけ傷つけないように毛の間のゴミを掃除、という感覚です。

そのため舌苔を除去する際には、削り取るような器具よりも、**スポンジや綿棒、ブラシでもソフトなものが望ましい**です。また、粘膜表面が乾燥し、汚染物や剥離上皮が表面に固着していることがよくありますが、そのようなときには、**舌苔や固着した汚染物を薬液や湿潤ジェルなどで浸軟させると、除去が容易**になります（表1）。

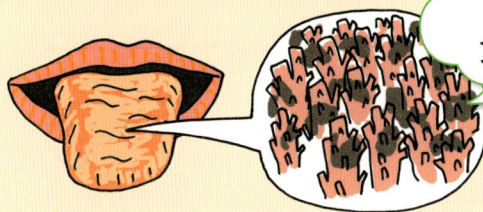

図1 舌背部の糸状乳頭の延長

糸状乳頭の間に菌や微細な食物残渣を含む

表1 舌苔も含め粘膜の汚染物の除去を容易にするには…

①基本

薬液の誤嚥に注意！

薬液（病院で使用しやすいもの）	特徴
ベンザルコニウム塩化物（逆性石けん）	●ベンゼトニウム塩化物もほぼ同効（ネオステリン®グリーンの主成分） ●粘膜に対しては最終濃度0.025％以下で使用する ●消毒効果もある
オキシドール（過酸化水素水）（0.3〜1.5％）	●出血しやすいときに適する ●消毒効果は低い ●発泡する
重曹水（2％）	●弱アルカリ性で、ネバネバ（粘稠）な場合に適する

②固着が高度な場合

湿潤ジェルを擦り込むように塗布して、しばらく放置すると浸軟しやすい

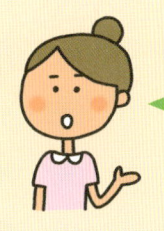

液体石けんの感覚で、洗口液・デンタルリンスでも悪くないが、アルコールが配合されている製品では、刺激を訴える場合がある

3. 日常ケア

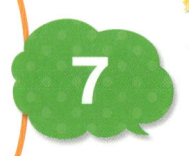

7 イソジン"だけ"では口腔ケアを「十分にできない」

岸本裕充

ポビドンヨード（イソジン®など）は、粘膜に使用できる消毒薬のなかでは最も強力なものの1つで、口腔ケアに使用すること自体は否定しません。ただし、単にイソジン®を使うだけでは、口腔ケアの目的を達成することはできません。

口腔ケアで、肺炎や口腔粘膜の二次感染を少なくしようと考えるなら、歯の表面にバイオフィルムとして強力に付着している歯垢と、粘膜に固着している汚染物を除去すべきです。しかし、消毒薬としては強力なイソジン®でも、**バイオフィルムや汚染物に含まれる菌にはあまり効果を示しません。**

一方、消毒薬であるベンザルコニウム塩化物（逆性石けん）は、消毒効果や有効菌種ではイソジン®に劣りますが、汚染物を除去しやすくする界面活性効果があります。**イソジン®は、その界面活性効果が弱い**です。したがって、イソジン®は図1のような場合に使用してこそ活かされるものなのです。

ちなみに、イソジン®シリーズのなかで、口腔ケアにはイソジン®ガーグルが使用される場合が多いと思いますが、アルコールが配合されているので、粘膜に潰瘍や炎症がある場合などに患者は刺激を訴えることがあります。なお、アルコールの脱水作用による口腔乾燥を助長する可能性もありますが、刺激、脱水作用ともに、希釈して使用すれば、ほとんど問題となりません。

また、味やにおいはイソジン®ガーグルよりもさらに悪くなりますが、手術や創傷部位の皮膚・粘膜に使用可能なイソジン®液10％にはアルコールは含まれていません。

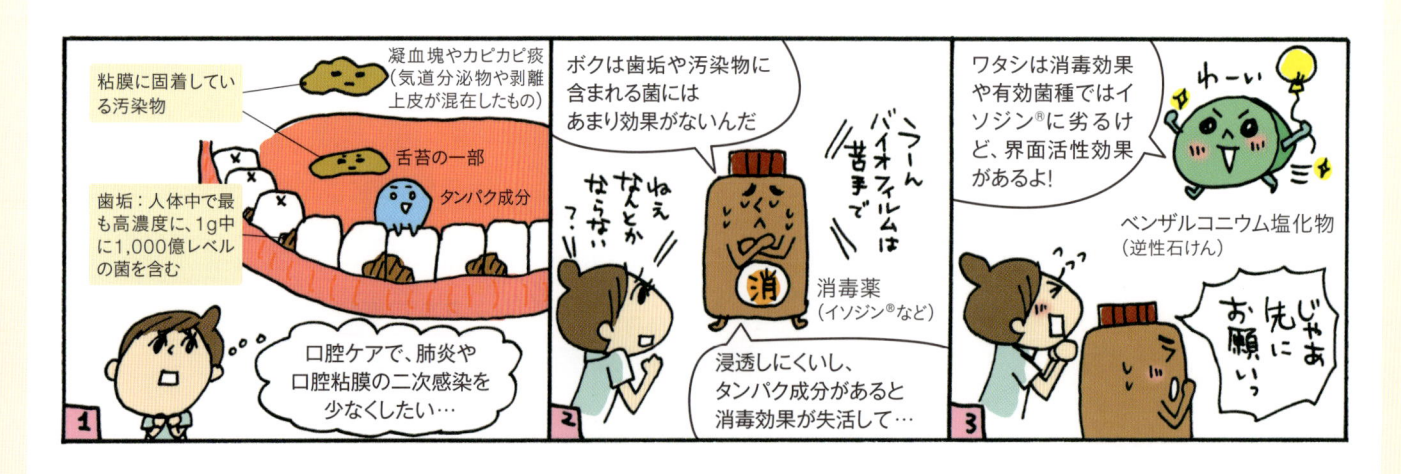

図1　イソジン®の消毒効果を活かす使い方

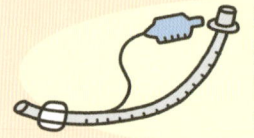

- 緊急気管挿管直前など、通常の口腔清掃をする時間的余裕がないときに、歯や口腔粘膜に塗布する 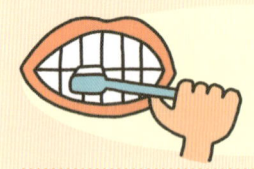
- バイオフィルムを除去後の歯や粘膜面に、菌の再付着の抑制を期待して塗布する
- 口腔清掃後、湿潤ジェルを塗布する前に塗布して、口腔・咽頭部に散乱・遊離した菌を殺菌する

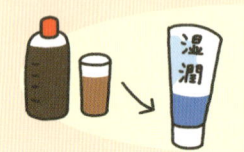

バイオフィルムには効果が出にくいが、遊離している菌への消毒効果は強力！

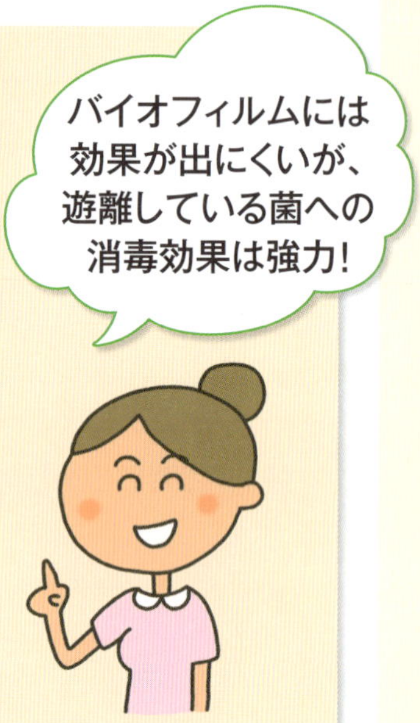

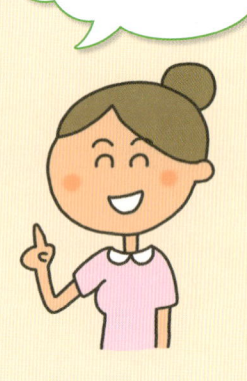

3. 日常ケア

8 気管チューブ挿管患者の口腔ケア時に、「必ずしもカフ圧を上げなくてもよい」

岸本裕充

「口腔ケア時にカフ圧を（適正圧よりも）5～10cmH₂O*¹程度上げる」ことの有用性は明らかにされていません。

理論上は、カフ圧を上げたほうが、カフ上部に貯留した汚染物の垂れ込みが少しは少なくなるでしょうが、**果たして5～10cmH₂O程度の加圧で、どの程度効果があるのかが不明**です。

カフ圧を上げていてもバッキング*²を生じると、汚染物がカフと気管壁の間をすり抜けて垂れ込んでしまうので、**① 無駄にバッキングさせない、② 多少の垂れ込みは許容し（やむを得ない）、③ カフ上部の汚染物の量、菌濃度を低くしておく**、という発想が大切でしょう。

カフを長時間加圧することは、粘膜の虚血による合併症を招く恐れがあるため危険です。短時間の加圧であればおそらく問題ないでしょうが、加圧したまま戻し忘れるリスクもあるので、適正圧（20～30cmH₂O）であることを確認してから口腔ケアを行う、という手順が一般的です（表1）。

もし、一時的にカフ圧を上げるケア手順で、ということであれば、「カフ上部吸引が可能な気管チューブ・気管切開チューブ」（図1）を使用すべきです。口腔・咽頭からチューブに沿ってカフ上部へ流れ込んだ汚染物を口腔ケア終了時に吸引・回収できれば、カフ圧を上げる意味もあると思います。

通常の気管チューブでは、カフ圧を上げることで汚染物の垂れ込みを一時的に抑制できたとしても、口腔ケア終了後にカフ圧を戻したときに、カフ上部に貯留していた汚染物を回収することは難しく、時間が経過すると、カフをすり抜けて垂れ込んでしまいます。

表1　気管チューブ挿管患者の口腔ケアについての前提となる知識

カフ圧計を使用しない管理は危険
適正なカフ圧は「20～30cmH₂O」
カフ圧は、気管挿管中に自然に低下する
カフ圧を測定（カフ圧計を接続）することでもカフ圧は低下する

パイロットバルーンを「耳たぶ」のかたさくらい、というのは非常に不正確！

3～4時間毎にカフ圧計で確認するべき

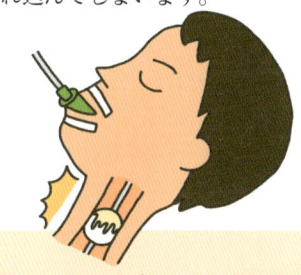

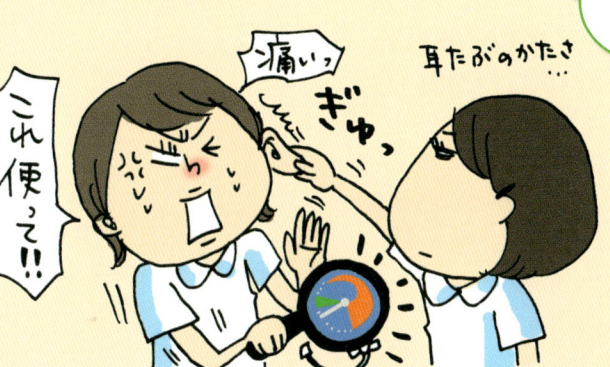

図1　カフ上部吸引が可能な製品例

気管チューブ
● テーパーガード エバック™（コヴィディエン ジャパン株式会社）

気管切開チューブ
● アスパーエース™（コヴィディエン ジャパン株式会社）

*¹【単位換算】1mmHg＝1.36cmH₂O　　*²【バッキング】＝機械的あるいは化学的な刺激によって咳嗽反射を誘発すること。気管チューブの機械的刺激や自発呼吸と人工呼吸器のずれ（ファイティング）などで起こる。

3. 日常ケア

9 水銀柱の血圧計は「もう使わない」

登喜和江

●ますます電子血圧計が定着

2014年4月に日本高血圧学会から『高血圧治療ガイドライン2014（JSH2014）』[1]が発刊されました。

ここでは、日本特有の白衣高血圧（家庭での血圧値に比べ病院で測定する血圧値が高い）の観点から、値が異なる場合の診断には診察室血圧ではなく**家庭血圧を採用した診断が優先される**とされています。

自己管理の観点から、高血圧患者が家庭用電子血圧計を保有し、家庭血圧測定が行われている時代です。これは、患者自身が測定できる簡便な電子血圧計の普及もあと押ししています。さらに、"家庭血圧を優先する"としたことは、血圧計機器の性能水準が一定であることを示唆しているといえます。

●WHOは水銀血圧計の廃止を求める

水銀汚染の問題からも、水銀血圧計使用に関する見直しがいわれてきました。それにもかかわらず、医療現場では水銀血圧計は、測定値の信頼性からいまだ根強い人気があります。しかし、WHO（World Health Organization；世界保健機関）は2020年までに水銀体温計と血圧計の廃止を求めています[2]。日本でも2013年10月に外務大臣が『水銀に関する水俣条約』に署名しました。水俣条約は、水銀の供給、使用、排出、廃棄などの各段階で総合的な対策を先進国と途上国が協力して、世界的に取り組むことにより、地球的規模の水銀汚染防止を目的とするものです[3,4]。

そういった理由から、現在では教育の場を中心に、水銀血圧計に代わり**水銀レス血圧計やアネロイド血圧計、電子血圧計（図1）を用いた技術指導**に変わりつつあります。

正木ら[5]は、水銀血圧計と自動血圧計の測定値を比較して、いずれも強い相関を示し、測定値はほぼ一致しているとしています。血圧計の測定精度も向上することを念頭に、2020年の廃止に向けて、臨床で用いている血圧計も検討の時期にきているといえるでしょう。

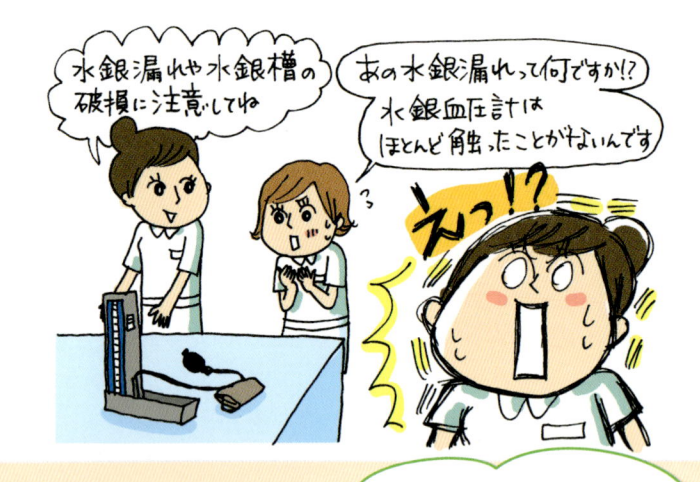

図1 水銀柱以外の血圧計

コロトコフ音が聞き取れる。排気後に最高値−最低値（脈圧）がバーで表示され確認できる

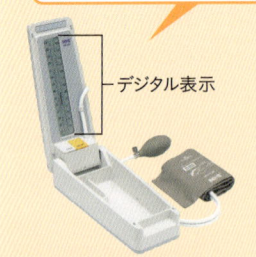

- 水銀レス血圧計（村中医療器株式会社）
- アネロイド血圧計（ケンツメディコ株式会社）
- 電子血圧計（テルモ株式会社）

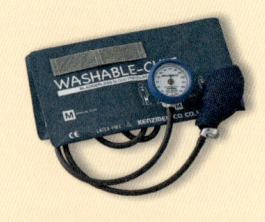

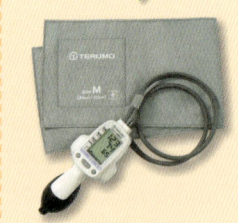

測定値は水銀血圧計とほぼ一致することも検証されている

〈引用文献〉
1. 高血圧治療ガイドライン：日本高血圧学会ホームページ．http://www.jpnsh.jp/guideline.html（2014.8.1アクセス）
2. 水銀体温計と血圧計の2020年までの全廃に関するWHOホームページ．http://www.who.int/mediacentre/news/notes/2013/mercury-medical-devices-20131011/en/（2014.8.1アクセス）
3. 水銀に関する水俣条約；環境省ホームページ．http://www.env.go.jp/chemi/tmms/convention.html（2014.8.1アクセス）
4. 「水銀に関する水俣条約」への署名；外務省ホームページ．http://www.mofa.go.jp/mofaj/press/release/press4_000140.html（2014.8.1アクセス）
5. 正木洋子，鈴木友子，牛嶌克実，他：病棟における小児腎疾患患者の信頼できる血圧測定法の統一．日本小児腎不全学会雑誌 2005；25：212-215．

3. 日常ケア

10 ベッドブラシは「もう使わない」

登喜和江

　環境整備やベッドメーキングの教科書の準備物品に「ベッドブラシ」と記載されているものを見かけますが、実際にはベッドブラシは使用されているのでしょうか。

　1990年代の研究論文[1]では、ベッドブラシを使用することを前提としたベッドブラシの細菌学的汚染や消毒法についての議論がされていました。しかし近年では、**細菌の飛散やベッド周囲の落下細菌、空中浮遊菌の観点**から、ベッドブラシを使用することへの見直しがなされてきています。

　ベッドブラシを使用した場合と粘着ローラーを使用した場合を比較して、**粘着ローラーでは空中浮遊菌が有意に少なかった**との報告もあります（図1）[2]。また環境整備の物品も、今や「雑巾とバケツ」から「厚手の使い捨てウェットタオル」に、そして「ベッドブラシ」も「粘着ローラー」や「布団用掃除機」へと、看護現場ではさまざまな清掃道具が導入されています。

　清浄に環境を整えるという視点で、ワゴンの上を見直してみてはいかがでしょうか。

〈引用文献〉
1. 鈴木淳子, 服部恵子, 岩永秀子, 他：ベッドブラシの細菌学的汚染に関する検討―ベッドブラシの使用頻度による汚染とベッドブラシの消毒方法―. 順天堂医療短期大学紀要 1996；7：9-16.
2. 小金澤多門, 糠信憲明, 横山久美, 他：エアーサンプラーを用いたベッドメーキング方法の検討. 東海大学健康科学部紀要 2003；9：65-68.

図1　ベッドブラシと粘着ローラーの空中浮遊菌数の比較

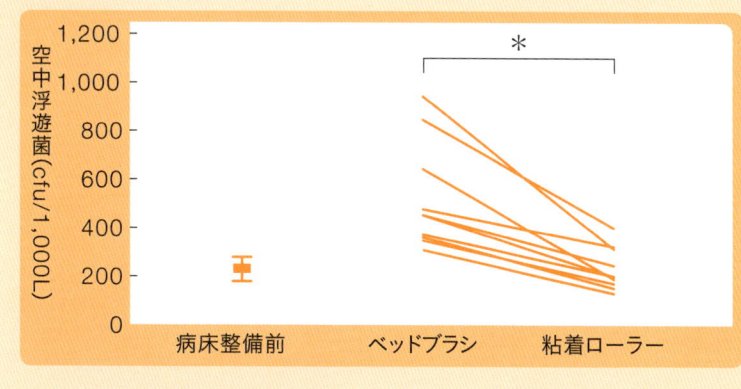

(n=10)
*p<0.01
cfu：colony forming unit
（文献2, p.66より引用）

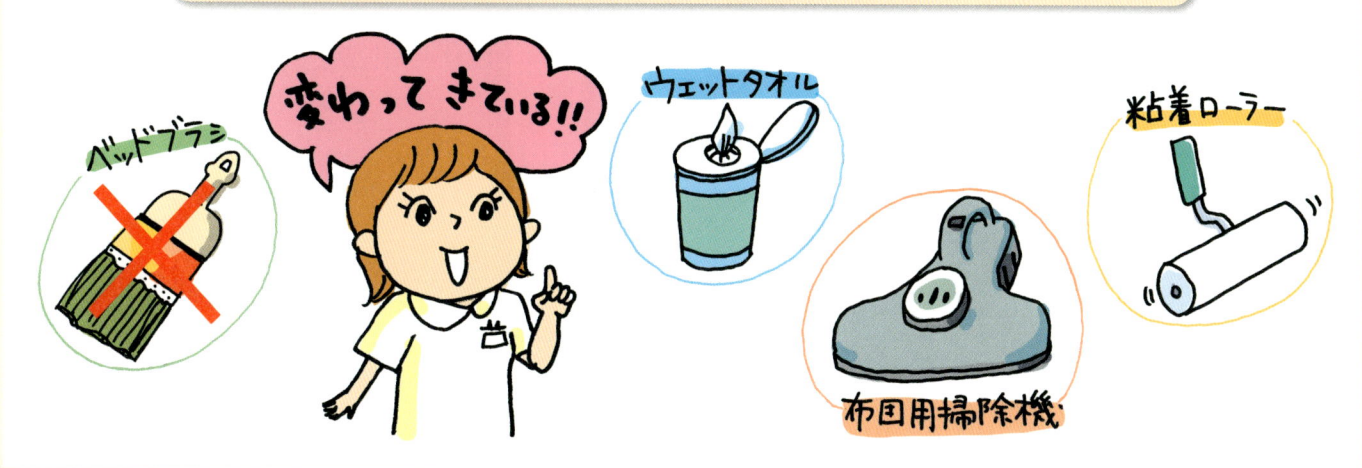

> ベッドブラシは空中浮遊菌を舞い上げているだけになってしまう

変わってきている!!

ベッドブラシ　ウェットタオル　布団用掃除機　粘着ローラー

3. 日常ケア

11 グリセリン浣腸は「温めない」、患者に「がまんさせない」

武田利明

グリセリン浣腸液は、おおよそ40〜42℃が適温といわれてきましたが、この適温に関する明確なエビデンスはなかったため、筆者らは基礎的な実験を行いました。

● **40℃程度の浣腸液の、生体への影響**

40℃程度に温めた浣腸液を実験動物（ラット）の直腸内に入れ粘膜の状態を観察したところ、粘膜全体が赤みを帯び、はっきり見えるはずの毛細血管が見えにくい像が観察されました（図1-①）。これはつまり、浣腸液の直腸粘膜への軽度な刺激性が考えられます。

また、室温を想定して20℃あるいは30℃程度の浣腸液に対する粘膜の反応を調べた結果、40℃のときよりも変化の程度は弱く、一時的な反応が認められるにとどまりました[1]。

このようなことから、臨床の場では**浣腸液を温めずに、冷たくない程度の温度で実施**したほうがよいと考えます。

● **本当に適温にできているか**

臨床の場でグリセリン浣腸液の温度を調節するときは、温湯に漬けたディスポーザブル浣腸器の表面に触れ、看護師の"温度感覚で判断"しています。そのようにヒトの温度感覚で適温と判断した浣腸液は、本当に適温に調節できているかどうかについても検討した研究が報告されています[2]。

結果として、適温に調節できた被験者は20％未満で、"41℃と考えて調節していたにもかかわらず29℃に調節していた被験者"や、"41℃を想定して調節していたにもかかわらず46℃に調節していた被験者"もいました。

このようにヒトの温度感覚はあいまいであり個人差も大きく、**温度を高く調節しすぎて直腸粘膜損傷を招く危険性**もあるので、温めて実施することは推奨できないと考えます。

● **注入後「3分間がまん」に意味はない**

看護学の教科書には、グリセリン注入後「3分程度、浣腸液を貯留させたあとに排便する」ように記載されています。

排便をがまんする目的として、「浣腸液が腸壁を刺激して、蠕動運動を促進させるため」と教科書には記載されていますが[3,4]、裏づけとなるデータは得られていません。

そこで、浣腸液の薬効評価研究として

図1 40℃の浣腸液をラットの直腸内に入れた様子（直腸粘膜）

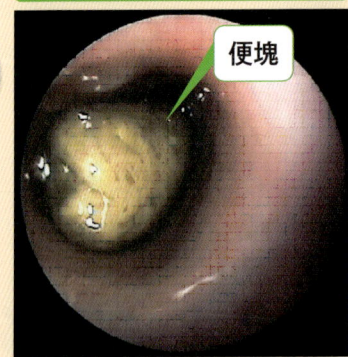

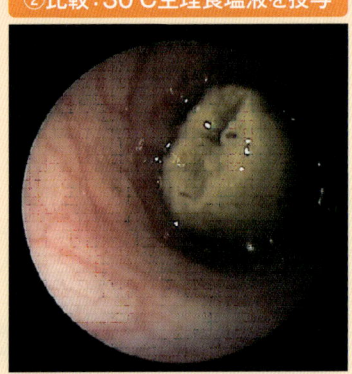

①40℃グリセリン浣腸液投与　便塊
②比較：30℃生理食塩液を投与

投与により粘膜の血管が不明瞭に（＝粘膜に傷害が起こる可能性）

利用されているウサギを使用し[5]、この作用に関する実証データを得るための基礎研究を実施しました[6]。その結果、グリセリン浣腸後の排便までに要した平均時間は約40秒で、その後は断続的に排便作用が持続しました。

鶴見[5]の実験においても、グリセリンの作用は即効性で、投与直後に排便が認められています。このようなことから、がまんさせることの理由についても根拠が明確ではないと考えられます。**グリセリン浣腸後にがまんを強要することにより、患者は不快な便意で苦しむ場合がある**ことを理解するのが大切です。

グリセリン浣腸後はがまんさせず、いつでも排泄できる環境で実施する必要があります。

〈引用文献〉
1. 小野寺悠斗, 武田利明, 及川正広：適切なグリセリン浣腸を実施するための基礎的研究―投与量および温度に着目して―. 日本看護技術学会学術集会講演抄録集 2011；(10)：99.
2. 田代マツコ：浣腸液の温度調節に関する安全性―温度感覚を頼りにする方法に潜む危険―. 日本看護技術学会 学術集会講演抄録集 2008；(9)：29.
3. 石井範子, 阿部テル子 編：イラストでわかる基礎看護技術. 日本看護協会出版会, 東京, 2002：95-102.
4. 村上美好監修：写真でわかる基礎看護技術①看護技術を基礎から理解！. インターメディカ, 東京, 2005：100-105.
5. 鶴見介登：グリセリン浣腸液の薬効評価法の検討ならびに同液二社製品の同等性試験. 名古屋経済大学・市邨学園短期大学自然科学研究会会誌 1997；31(2)：65-72.
6. 武田利明, 及川正広, 小山奈都子：グリセリン浣腸の作用に関する実証的研究. 岩手県立大学看護学部紀要 2010；12：95-100.

3. 日常ケア

12 血液をさらさらにするための「多量の飲水指導は行わない」

川西千恵美

身体の中の水分が不足すると血液がどろどろになるので、さらさらにするため水分をとらないといけないイメージがあるかもしれません。

脱水にならないためには水分をとることは重要ですが、多量に水分をとっても効果的ではないようです。例えば、体重60kgの健康人が、30分以内に水1Lを飲み干した場合、2時間くらいで最大となり、飲水後4時間で"それ以上の尿"となって体外に排出されます（**図1**）[1]。

「水分を多く摂取することで、脳梗塞や心筋梗塞を予防できるか？」という問いに対して、PudMedで検索し選択した22論文を吟味した研究[2]があります。高齢者においては、脱水は脳梗塞の発症因子ですが、水分を多く摂取することで**脳梗塞や心筋梗塞を予防できるという直接的なエビデンスは得られなかった**と報告しています。脳梗塞や心筋梗塞の予防には、生活習慣の改善がより重要です。

図1 水負荷試験後の排泄量

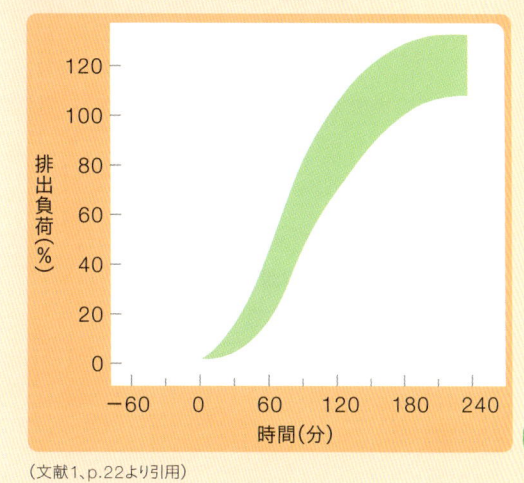

- 24名の健康人で、体重(Kg)あたり20ccの水を30分で摂取させた場合の累積尿量
- 緑で示した部分は24名の標準偏差
- 4時間後では摂取した水分以上の排泄があることがわかる[1]

（文献1, p.22より引用）

> 多量に水分をとっても、過剰なぶんは排出されてしまう

1日にマグカップ5杯以上と2杯以下の水分摂取で、5杯以上飲む人のほうが心筋梗塞の発症率が低いという報告[1]もありますが、そもそも2杯以下では量的に少なすぎるのではないでしょうか。

それでは、どのように、どれくらい水分をとればよいのでしょうか？

脱水を起こさないよう、必要なときに、必要な水分を摂取することが重要で、少量ずつ状況に応じて飲むことが大切である[1,3]と専門家は述べています。**水分摂取して2時間尿がない場合は脱**

水かもしれないと疑い、**高齢者ではのどが渇く前に飲む**[3]ことも勧められています。

1日の飲水全体の量としては、汗をかくような環境や運動量などにも影響を受けますが、おおむね体重の2～4％が推奨されています。体重60kgだと1.2～2.4Lとなります。

〈引用文献〉
1. 河合祥雄：水の心筋梗塞予防効果とその飲み方は？. 水と健康医学研究会監修, 患者指導のための水と健康ハンドブック 科学的な飲水から水中運動まで. 日本医事新報社. 東京, 2006：20-25.
2. 岡村菊夫, 他：「水分を多く摂取することで, 脳梗塞や心筋梗塞を予防できるか？」システマテックレビュー. 日本老年医学会雑誌 2005；42(5)：557-563.
3. 田澤俊明：水の脳卒中予防効果とその飲み方は？. 水と健康医学研究会監修, 患者指導のための水と健康ハンドブック 科学的な飲水から水中運動まで. 日本医事新報社, 東京, 2006：16-19.

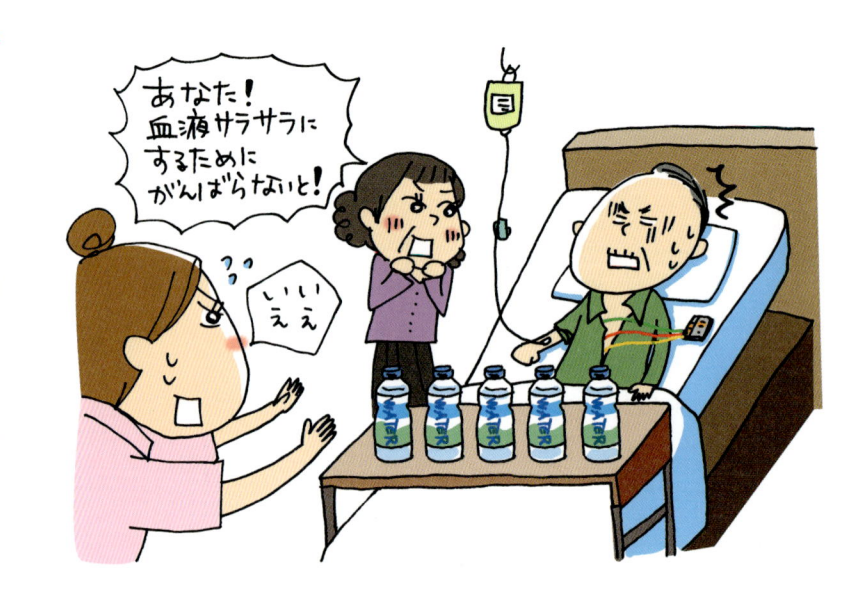

3. 日常ケア

13 清拭車は「使わないようになった」

網中眞由美

清拭車は、患者の全身清拭などに用いるタオルを高温蒸気で加温し、使いたいときにさっと使うことができるため、患者の清潔ケアを行うにはとても便利なものです。しかし、国内で清拭タオルとの関連が疑われるセレウス菌による血流感染や偽アウトブレイクなどの報告[1,2]を受け、**清拭タオルとともに清拭車の使用についてもその可否が医療機関で検討される**ようになってきました。

● 清拭車で加温したタオルにはセレウス菌による感染リスクがある

患者に使用するタオルやリネン類は、外部委託の洗濯業者や院内のランドリーなどで洗濯されるのが一般的です。しかし、これら洗濯済みの未使用乾燥タオルを調べた複数の調査から、セレウス菌等の細菌が分離されたことが明らかになっています（**表1**）[2-4]。

セレウス菌を含むバチルス属の細菌は、土壌などに広く存在する一般的な細菌で、芽胞を形成します。芽胞は熱、乾燥、消毒薬に強い抵抗性を示し、乾燥や高温の環境下で長期間生存します。

したがって、乾燥したタオルを清拭車の高温蒸気で温めても、芽胞を形成して菌は生存します。清拭車で加温する際のタオルに含ませる水の量や入れ方（タオルを巻いて縦に入れるほうが全体的な到

表1 洗濯済み未使用乾燥タオルの培養結果

文献	分離された菌種と培養結果
原田ら[3]	セレウス菌：3+～4+
朝野ら[4]	セレウス菌：平均1.8×10⁴ CFU/cm²
井沢ら[2]	セレウス菌を含む複数の菌種：10³～10⁴ CFU/mL

洗濯済みタオルにもセレウス菌がいる！

達温度は高い）[5]により、加温が十分でなかったり、清拭等で使用後のタオルをビニール袋に入れて長時間常温・湿潤状態で置いておくことで、**タオルに付着していたセレウス菌の芽胞は、適した生息環境を得て発芽し、増殖してしまう**可能性があります。

さらに、清拭車での加温はタオルの含有水分量が多いほど清拭車庫内の温度が上がりにくく、バチルス属の培養陽性数が多くなったことが報告されています[6]。

セレウス菌が増殖したタオルは、その後洗濯してもセレウス菌を完全に除菌することが難しく、セレウス菌が付着したまま再び洗濯済みの乾燥タオルとして病院に供給されます。このようなタオルを**易感染状態の患者や血管内留置カテーテルを挿入した患者等に使用した場合、セレウス菌による血流感染などの医療関連感染の原因となる**ことが考えられます。

● 感染を防ぐには
セレウス菌の付着を予防する

タオルによるセレウス菌の医療関連感染を予防するには、**タオルへのセレウス菌の付着を防ぐ**ことです（図1）。

医療機関によっては、入院患者の特性（易感染性など）を考慮して清拭タオルをディスポーザブルタオルに変更したり、清拭車を廃止するなどの対策を講じている場合があります。すでに他施設で行われているこれらの対策を取り入れるのは簡単ですが、すべての医療機関がこうした対策を一様にまねるのではなく、感染予防に加えて、適応する患者やその満足度、利便性、経済性など多様な角度からそれぞれの施設の特性に合った、実践可能な対策を検討しましょう。

〈引用文献〉
1. 国立がん研究センター中央病院におけるセレウス菌感染症の発生に関して．2013．
http://www.ncc.go.jp/jp/ncch/information/pdf/20130822shiryo.pdf（2014.8.1アクセス）
2. 井沢義雄，伊藤誠：Bacillus cereusによる偽アウトブレイクと清拭タオルの管理について．日本臨床微生物学雑誌　2005；15（2）：82-89．
3. 原田知子，広島葉子，本郷偉元，他：セレウス菌菌血症のアウトブレイクを経験して．日赤医学 2010；61（2）：338-341．
4. 朝野和典，大崎能伸：自治医科大学附属病院におけるBacillus cereus group血流感染症アウトブレイクに関する国立大学附属病院感染対策協議会による改善支援調査報告書．2007．
http://www.jichi.ac.jp/hospital/cereus/kaizensienchosahoukokusyo.pdf（2014.8.1アクセス）
5. 宮木祐輝，増田美登里，栗原博子，他：感染防止のための清拭車の取扱い―加温処理中のタオルの温度変化―．INFECTION CONTROL 2009；18（8）：90-95．
6. 宮木祐輝，栗原博子，佐藤健二：清拭タオルの汚染防止に関する実験的検討．日本環境感染学会誌 2008；23（5）：355-360．

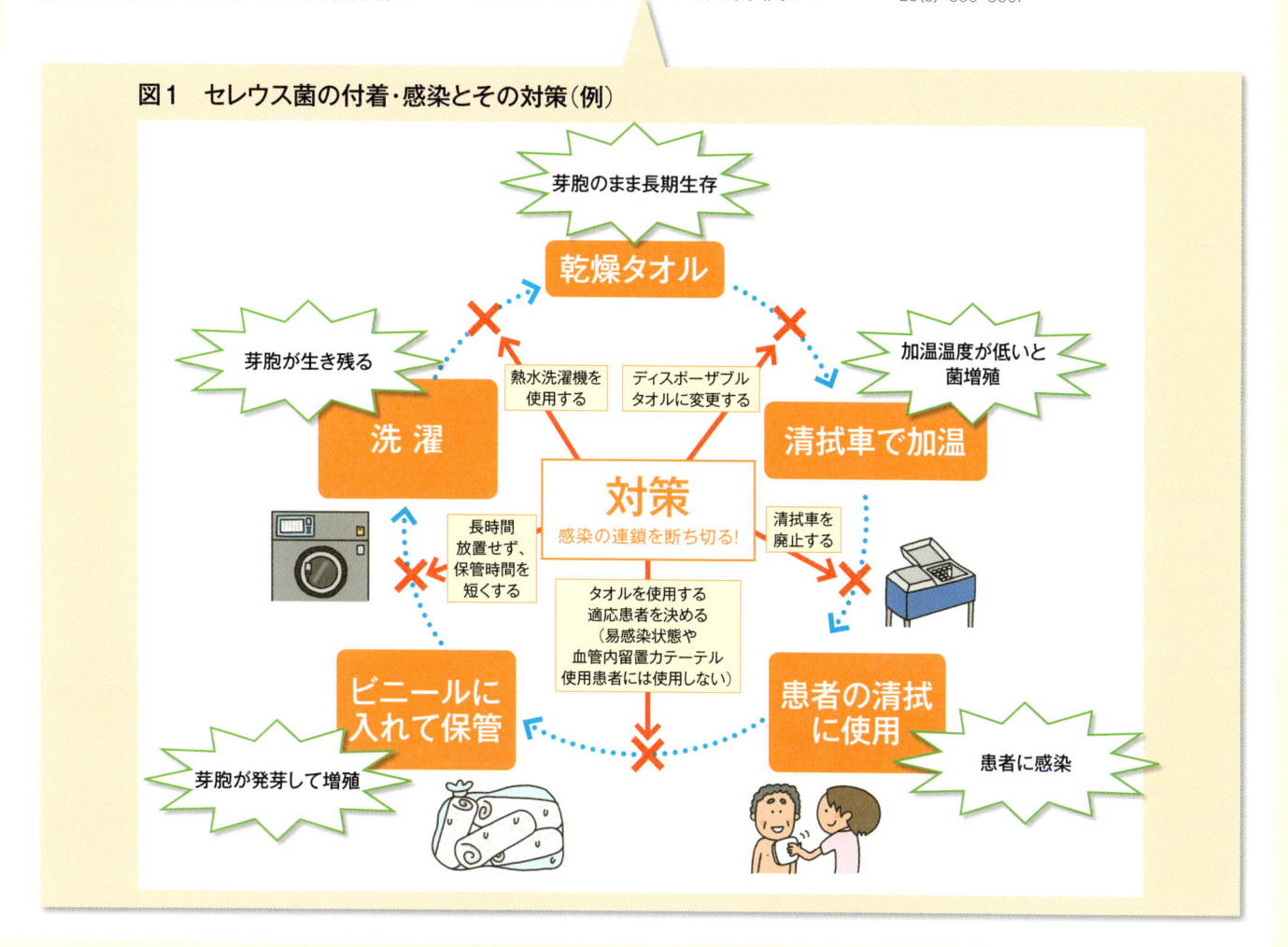

図1　セレウス菌の付着・感染とその対策（例）

3. 日常ケア

14 坐薬を入れるとき、「キシロカインゼリーを使わない」

水野正之

キシロカイン®ゼリーの本来の目的は、気管挿管時や尿道麻酔などに使用される表面麻酔です。

キシロカイン®ゼリーは、頻度は少ないものの、「気分不快」「血圧低下」「呼吸困難」をきたすショックが起こることがあります。原因は、キシロカイン®ゼリーに含まれるリドカイン塩酸塩や添加物（メチルパラベン、プロピルパラベン、カルボキシメチルセルロースナトリウムなど）によるものです。

実際、キシロカイン®ゼリーを使用したことによるショックの例がいくつかあります。

- 70歳代女性にキシロカイン®ゼリーを使用して大腸内視鏡検査（大腸ファイバー）を行い、排便後に、全身瘙痒感と気分不快、冷汗、呼吸困難、血圧70mmHg以下のショック状態が起こった例[1]
- 50歳代男性に手術をする直前に、鼻腔内にキシロカイン®ゼリーを注入し、経鼻用エアウェイを挿入したところ、血圧50mmHg以下、心室細動のショック状態が起こった例[2]

したがって、坐薬を挿入するときには、挿入時の肛門の痛みを軽減する目的で、ショックのリスクがあるキシロカイン®ゼリーを用いることは望ましくありません。

> キシロカイン®ゼリーにはショックのリスクがある

潤滑剤であるオリーブオイルやワセリンなどを使用し、患者の力みをなくして、肛門の緊張を取り除いてから、坐薬を挿入してください。

〈引用文献〉
1. 沖　守生, 石神光雄, 高見史朗：キシロカインゼリーを使用した大腸ファイバー施行後のショックの1例. 皮膚 2000；42(5)：529.
2. 升田好樹, 七戸康夫, 表　哲夫, 他：キシロカインゼリー®によるアナフィラキシーショック. 日本臨床麻酔学会誌 1992；12(7)：777-780.

---

3. 日常ケア

15 清拭の際、「必ずしも"末梢から中枢"の方向で行わなくてもよい」

上田伊佐子

「四肢を清拭するとき『末梢から中枢』に向けて拭くのは、"静脈血の還流を促す"ためである」と、多くの教科書には示されています。しかし、「ターミナル期の浮腫や黄疸が強い患者には、強い圧はかけられない」「毛を逆立てる方向に拭くと、交感神経活動を亢進させてしまわないだろうか」といった疑問が湧いてきます。

確かに「『末梢から中枢』へ清拭を行うことが末梢循環を促進させた」という報告[1]があります。9名の健康な成人男性を被験者とし、温湯タオルで前腕を『末梢から中枢』へ拭いたところ、「清拭をしなかった側の循環も促進した」という結果も得られており、同研究では「自律神経を介して引き起こされた反応ではないか」と考察しています。

また、別の研究[2]では、4名の健康な成人女性を被験者とし、乾タオルを用いて前腕部を『末梢から中枢』『中枢から末梢』『末梢と中枢の往復』で拭いて比較したところ、違いはみられませんでした（図1）[2]。

このように、今のところ**拭く方向の違いによって末梢皮膚血流量に大きな違いがみられたというデータは見当たりません。**

一方で、自律神経への反応を、"拭く方向の違い"から捉えた報告[3]があります。50名の健康な成人男女の上肢を乾タ

オルで拭いた結果、拭く前に比べて介入中に交感神経活動が低下したのは『中枢から末梢』でした（図2）[3]。

同研究では、「『中枢から末梢』へ撫でるような拭き方が、大脳辺縁系での価値判断がリラックスした快の情動を引き起こしたからではないか」と考察しています。つまり、眠りに入る前や興奮した気持ちを静めるためには、『中枢から末梢』が効果的な可能性があるといえます。

以上のことから、**清拭が末梢循環を促すのは、静脈血の流れに沿って「心臓に向かって拭く」という局所的な要因ではない**と考えられます。自律神経への影響を利用した、目的に沿った拭き方が求められているといえるでしょう。

〈引用文献〉
1. 須藤小百合, 青木 健, 冨岡真理子, 他：圧力の異なる末梢部温湯清拭が皮膚血流反応に及ぼす影響. 日本看護研究学会雑誌 2008；31(1)：121-128.
2. 松田たみ子, 斉藤やよい, 小泉 恵：清拭への援助技術, 循環を促す清拭の技術 科学的分析. 別冊ナーシングトゥディ 1996；9：84-88.
3. 安ヶ平伸枝：上肢を異なる2方向で拭いた時の自律神経系反応の比較. 日本看護技術学会誌 2004；3(1)：51-57.

図1　拭く方向と末梢皮膚血流量の変化

- 被験者：健康な成人女性4名（A〜D）
- 乾タオルを用いて、前腕部を『末梢から中枢』『中枢から末梢』『末梢と中枢の往復』で拭いて比較

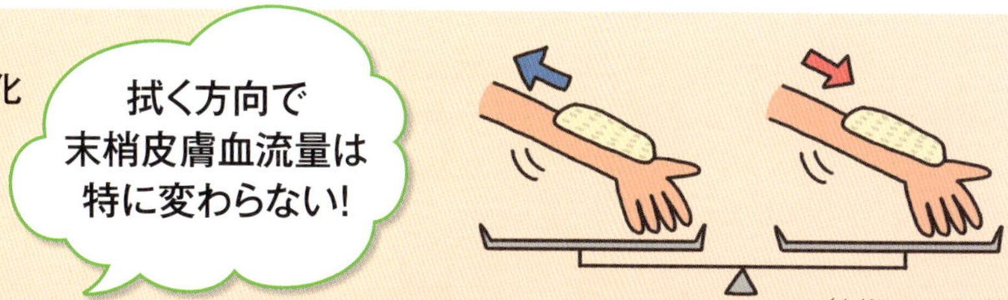

拭く方向で末梢皮膚血流量は特に変わらない！

（文献2, p.86より引用）

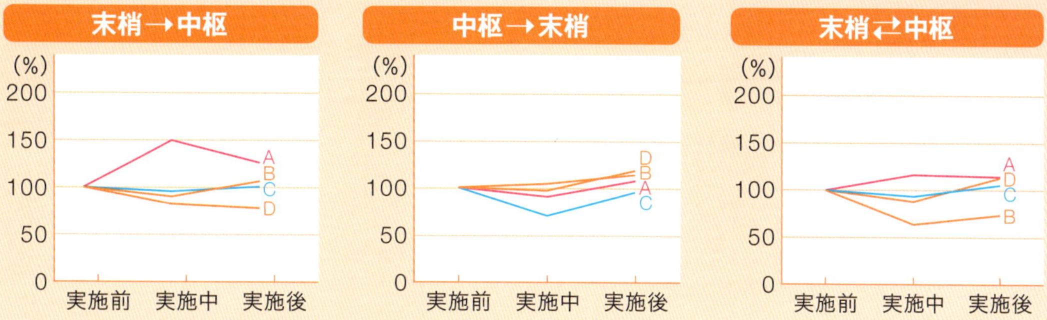

図2　交感神経活動指標：LF/HF

- 被検者：健康な成人男女50名
- 全体をA群『末梢から中枢』、B群『中枢から末梢』、対照群の3グループに分け、上肢を乾タオルで拭いた

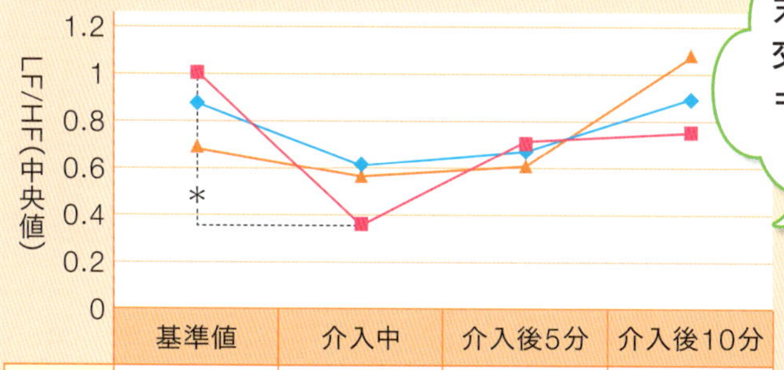

	基準値	介入中	介入後5分	介入後10分
◆A群	0.88	0.606	0.678	0.887
■B群	1.003	0.3505	0.693	0.7495
▲対照群	0.693	0.575	0.61	1.075

（文献3, p.54より引用）

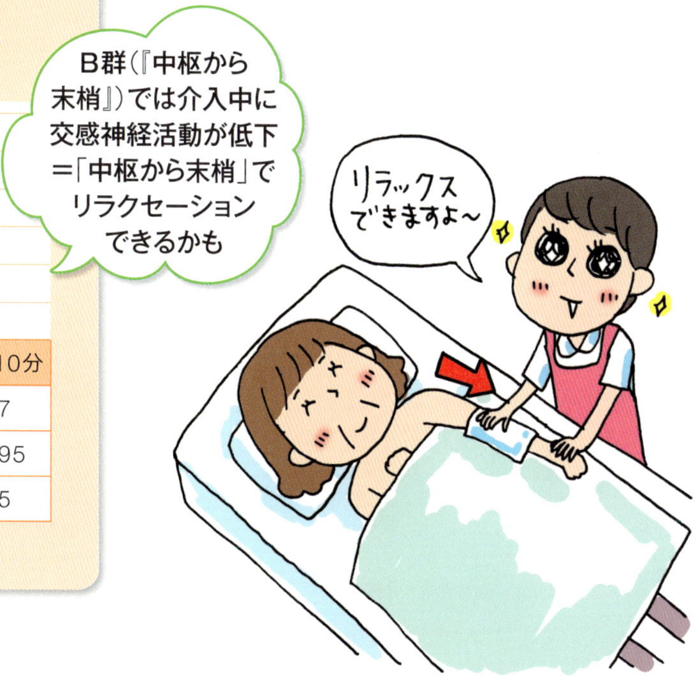

B群（『中枢から末梢』）では介入中に交感神経活動が低下＝「中枢から末梢」でリラクセーションできるかも

リラックスできますよ〜

3. 日常ケア

16 ルーチンでの蓄尿・尿測は「あまり意味がない」

永田文子

●時間尿測定に対する診療報酬の算定がなくなった

　蓄尿・尿測をルーチンに行っていますか。その場合、対象患者は急性期ですか。それとも慢性期ですか。

　複雑な病態をもつ急性期の患者に対し高度な医療を提供するための7：1入院基本料は、「一般病棟用の重症度・看護必要度」のA項目2点以上かつB項目3点以上の該当患者割合が1割5分以上の病棟であること、が求められています。

　平成20年の診療報酬改定から導入された「一般病棟用の重症度・看護必要度」は、入院患者に提供されるべき看護の必要量を推定するもので、A項目とB項目から構成されています[1]。平成26年4月から名称に「医療」が入り、「一般病棟用の重症度、医療・看護必要度」と変更されました。

　これまでは、このA項目に「時間尿測定：1時間以内に次の尿量測定値が記録されたものが24時間以内で3回以上ある」と1点が算定されていましたが、**平成26年4月の診療報酬改定から削除**されました。なぜなら、時間尿測定を実施していた患者は、7：1一般病棟入院基本料よりも療養病棟入院基本料1、2のほうが3倍も多いことが明らかになったからです（図1）[2,3]。

●ルーチンに行わず、患者毎にケアの必要性を考える

　inとoutの記録は病棟でよく実施されていますが、時間尿測定の定義に合致する"1時間毎に行う"のは患者がとても重症な場合でしょう。では、なぜ図1の調査において一般病棟よりも療養病棟での該当割合が高かったのでしょうか。

　1つには、療養病棟では排泄の自立を促すために1時間毎に患者に声をかけてトイレへ行き、排泄量を記録していたことが考えられます。また、図1の血圧測定と心電図モニターの該当割合は低いので、患者は慢性期で1時間毎の時間尿測定の必要性も低いと思われます。したがって医師が出した指示に対して、医師に再確認をせずに実施していたことも推測されます。**時間尿測定はルーチンで行うのではなく、その患者にとって必要かどうか**を考えましょう。

　また、診療報酬は2年毎に改定されますので、常に新しい情報を得て、日々の看護ケアに役立ててください。

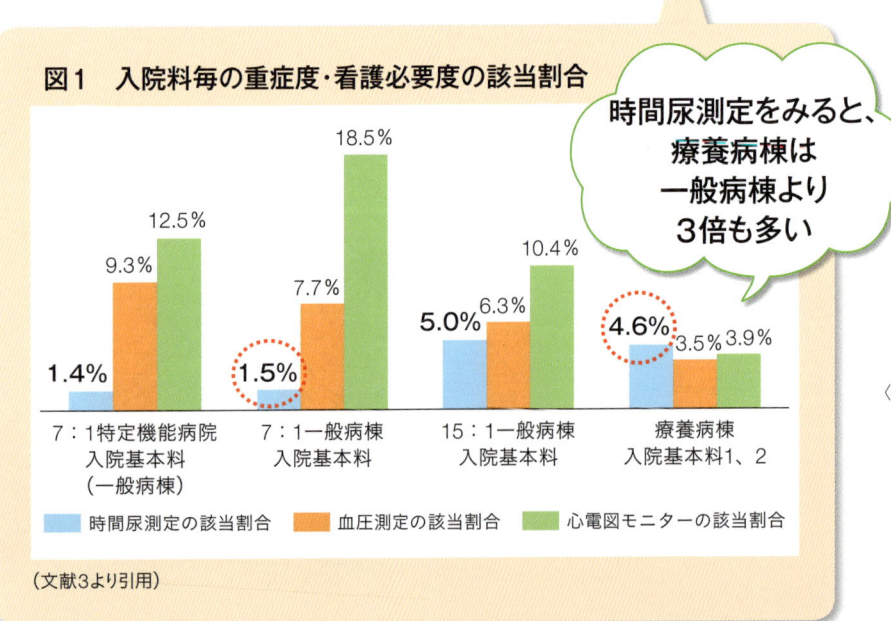

図1　入院料毎の重症度・看護必要度の該当割合

入院料	時間尿測定の該当割合	血圧測定の該当割合	心電図モニターの該当割合
7：1特定機能病院入院基本料（一般病棟）	1.4%	9.3%	12.5%
7：1一般病棟入院基本料	1.5%	7.7%	18.5%
15：1一般病棟入院基本料	5.0%	6.3%	10.4%
療養病棟入院基本料1、2	4.6%	3.5%	3.9%

時間尿測定をみると、療養病棟は一般病棟より3倍も多い

（文献3より引用）

〈引用文献〉
1. 筒井孝子：「看護必要度」評価者のための学習ノート．日本看護協会出版会，東京，2013：5．
2. 厚生労働省保険局医療課：平成26年度診療報酬改定について．http://www.mhlw.go.jp/stf/seisakunitsuite/bunya/0000032996.html（2014.8.1アクセス）
3. 厚生労働省：平成25年度入院医療等の調査・評価分科会とりまとめ【別添】資料編，平成25年7月17日．http://www.mhlw.go.jp/stf/shingi/2r98520000036hdq-att/0000022635.pdf（2014.8.1アクセス）

3. 日常ケア

17 膀胱洗浄は「行わない」

登喜和江

尿路感染の予防目的で行われていた膀胱洗浄は、その有効性を示すエビデンスがなく、逆に感染の危険性が指摘されてから、臨床現場では行われなくなっています。この変化の経緯について確認しておきましょう。

● **膀胱洗浄が尿路感染予防に役立つというエビデンスはない**

尿道留置カテーテルの挿入目的は**表1**です。そして「膀胱内に異物であるカテーテルを留置しておくことは膀胱や尿道への刺激となり、感染の危険性を含んでいる」という理由から、予防的または尿路感染の治療目的で、膀胱洗浄は行われてきました。

しかし、尿道留置カテーテル挿入中の尿混濁に対し、抗生物質などによる開放式膀胱洗浄を行うことについて、米国疾病管理予防センター（Centers for Disease Control and Prevention；CDC）のガイドラインでは「**膀胱洗浄の有益性がないことが示唆されている**」[1]と示されています。つまり、ルーチン化された膀胱洗浄は、感染予防の有効性を示すエビデンスがないばかりか、カテーテルとチューブの接続部（**図1**）の離脱により、**閉鎖ルートが維持できず、感染リスクを高める**といえます。

以上のことから、尿道留置カテーテル挿入中の感染予防を目的に、閉鎖式尿道カテーテルシステムの接続部を離脱しての膀胱洗浄は行うべきではありません。

● **一部、治療上の膀胱洗浄もある**

ただし注意しておきたいのは、"膀胱洗浄は感染のリスクを高めるから行うべきではない"という指摘は、「前立腺手術後の持続膀胱洗浄」まで否定しているわけではない、ということです。

前立腺手術後などの出血では、カテーテルの閉塞が予測されるため膀胱洗浄を行いますが、治療上必要とされるルーチン持続膀胱洗浄は、膀胱洗浄を行わなかった患者群に比べ、術後疼痛管理やカテーテル管理上、むしろ優れているとの報告もあります[2,3]。

前立腺や膀胱の手術後の出血などによるカテーテル閉塞が予測され、治療上ルーチン持続膀胱洗浄が必要な場合は、3-WAY尿道留置カテーテル（**図2**）を使用するなどして、閉鎖式の持続膀胱洗浄を検討しましょう。

図1　閉鎖式尿道カテーテルシステム

接続部の離脱（開放）により閉鎖が破綻するため、感染の機会が増える

接続部（外さない）

● バードI.C.シルバーフォーリートレイB（ラウンドウロバッグ）（株式会社メディコン）

図2　3-WAY尿道留置カテーテル

治療上の理由で膀胱洗浄が必要な場合は、閉鎖式で持続洗浄が行えるようなカテーテルを選択する

● シリコーンフォーリーカテーテル 3-WAYフォーリー型（富士システムズ株式会社）

表1　尿道留置カテーテル挿入の目的

① 尿路の閉塞の解消
② 神経因性の尿閉の解消
③ 重症患者の尿量の把握
④ 特定の外科的処置における周手術期
⑤ 失禁患者の仙骨・会陰部の開放創の保護　など

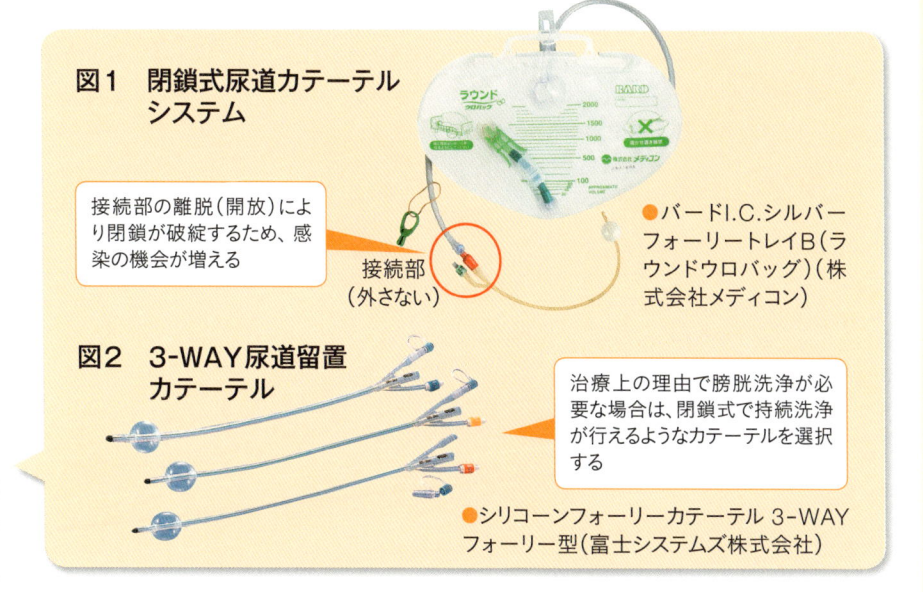

〈引用文献〉
1. 満田年宏 訳著：カテーテル関連尿路感染予防のためのCDCガイドライン2009．ヴァンメディカル，東京，2009：54-55．
2. Kim CJ, Takimoto K, Tomita K, et al. A comparison of management of hemorrhage following transurethral resection of the prostate between routine continuous bladder irrigation and no bladder irrigation with catheter traction : a prospective randomized study. Jpn J Endourol ESWL 2009；22：88-91．
3. 野尻佳克，岡村菊夫，絹川常郎，他：経尿道的前立腺切除後の持続膀胱洗浄．日泌尿会誌 2007；98（6）：770-775．

> コラム

人工呼吸関連肺炎予防バンドル（2010）

　人工呼吸器関連肺炎（VAP）の発生を防ぐためには、p.72で取り上げた"人工呼吸器回路を定期的に交換しない"ほかに、さまざまな対策があります。

　ここで重要なポイントとなるのは、VAP予防はこれらの対策を1つずつ行うのではなく、包括的に行うことです。VAPに対する包括的予防策（バンドル）としては、代表的なものとして日本集中治療医学会が2010年に改訂した『人工呼吸関連肺炎予防バンドル2010改訂版（VAPバンドル）』[1]のほか、米国の医療の質改善協会（IHI）が提唱する『人工呼吸器バンドル』[2]があります。

　IHIの『人工呼吸器バンドル』では、毎日の口腔ケアや早期離床の取り組みも組み込まれており、これらの対策も有用であると考えられています。

■VAPバンドルのポイント

1. 手指衛生を確実に実施する
2. 人工呼吸器回路を頻回に交換しない
3. 適切な鎮静・鎮痛をはかる。特に過鎮静を避ける
4. 人工呼吸器からの離脱ができるかどうか、毎日評価する
5. 人工呼吸中の患者を仰臥位で管理しない

（文献1より引用）

■人工呼吸器バンドル

- Elevation of the Head of the Bed（頭部挙上）
- Daily "Sedation Vacations" and Assessment of Readiness to Extubate（毎日鎮静を中断し、抜管の可能性を検討）
- Peptic Ulcer Disease Prophylaxis（消化性潰瘍予防）
- Deep Venous Thrombosis Prophylaxis（深部静脈血栓症予防）
- Daily Oral Care with Chlorhexidine（クロルヘキシジンを用いた毎日の口腔ケア）*

*日本では、ショック発現防止のためクロルヘキシジンの口腔内など粘膜への使用は禁忌

（文献2より引用）

〈引用文献〉
1. 日本集中治療医学会 ICU機能評価委員会 編：人工呼吸関連肺炎予防バンドル2010改訂版.
　http://www.jsicm.org/pdf/2010VAP.pdf（2014.8.1アクセス）
2. IHI Ventilator Bundle（IHI Tool）.http://www.ihi.org/（2014.8.1アクセス）

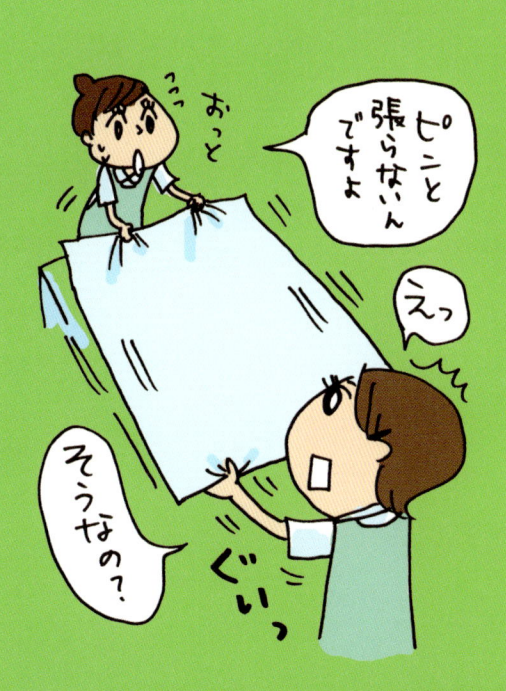

4 皮膚・排泄ケア

4. 皮膚・排泄ケア

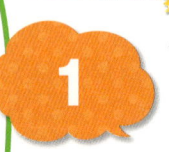

1 体圧分散、踵部を上げるために「ふくらはぎの下のみ」にクッションを入れることはしない

大桑麻由美、多崎恵子

　体圧分散寝具を使用していても、踵部の除圧は必要です。

　踵部をマットレス面から浮かすためにはクッションを用いますが、クッションをどの位置に入れるかが重要です。足首（アキレス腱部）のみに入れると、**足部だけではなく下腿部の重量がかかり、クッションを入れたアキレス腱部に圧が集中してしまう**ため、踵部の褥瘡は予防できてもアキレス腱部の褥瘡発生を招きます。そこで、下腿の重量を支持するようにクッションを入れ、かつ踵部を浮かす必要があります。

　この際、必ず以下の2点に注意します。

① 膝関節の過伸展位
② 膝窩動脈の圧迫

　膝関節の良肢位は軽度屈曲（10°）であり、過伸展位が長くなると痛みを生じることがあります。また膝窩にクッションが深く入り過ぎると膝窩動脈を圧迫し、下腿部・足部への血流が悪くなることもあります。

　そのため、実際には"下肢全体を支える"大きめのクッションを用いることが勧められます（図1）。

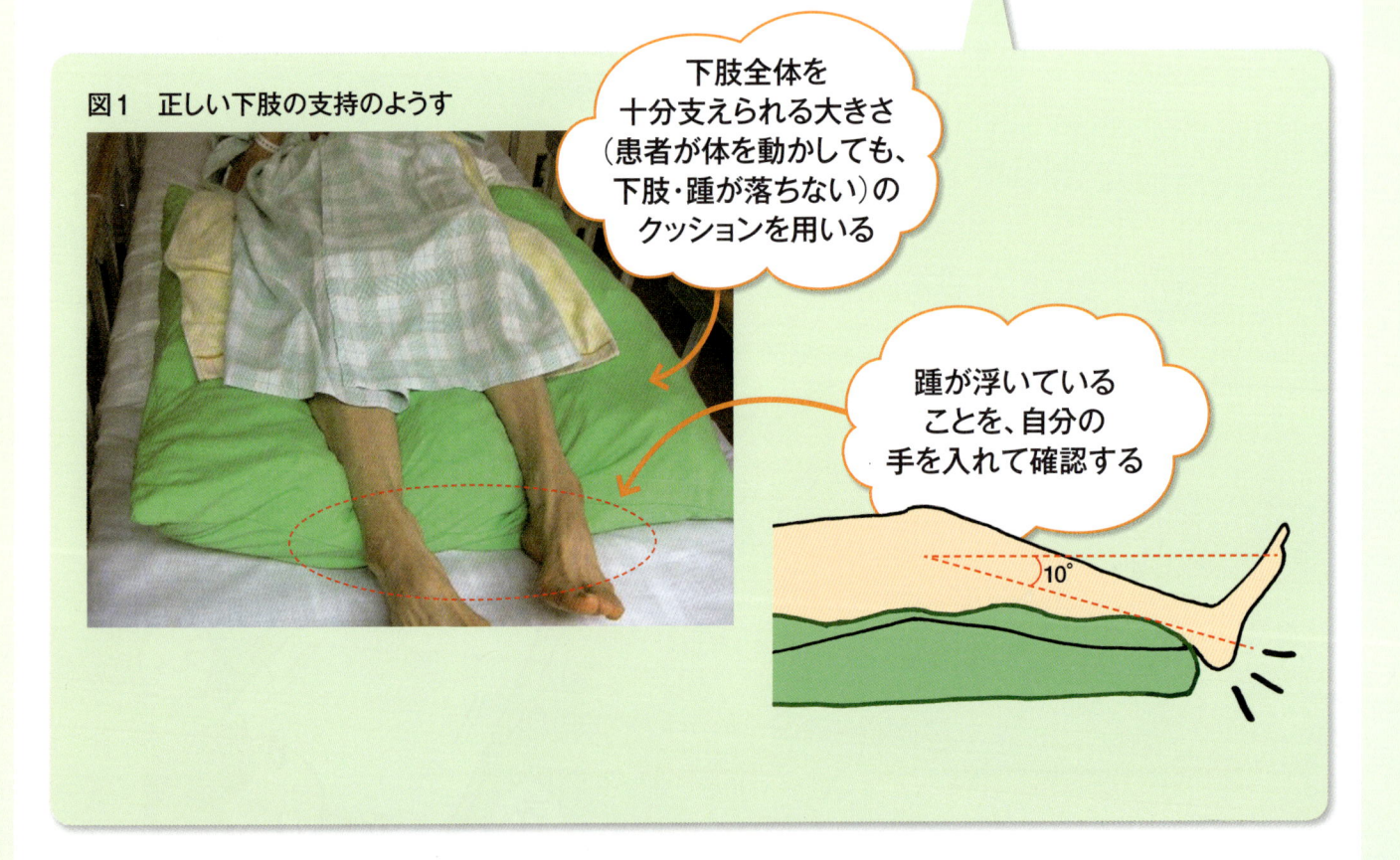

図1　正しい下肢の支持のようす

下肢全体を十分支えられる大きさ（患者が体を動かしても、下肢・踵が落ちない）のクッションを用いる

踵が浮いていることを、自分の手を入れて確認する

4. 皮膚・排泄ケア

2 褥瘡リスクの高い患者のシーツは「ピンと張らない」

四谷淳子

　体圧分散寝具（マットレス）は、身体を沈め、生理的な弯曲に順応して接触面積を広げることで、圧力を減少させる圧再分配機能をもっています[1]。

　体圧分散マットレスを使用する場合、筆者ら[2]の実験では、シーツのしわをつくらないようにピンと張ってベッドメーキングすると、**沈む距離が浅く、接触面積が狭くなり、骨突出部の圧力が上昇する**ことがわかっています。これを「ハンモック現象」と呼んでいます（図1）。

　このハンモック現象を起こさず、**体圧分散マットレスの圧再分配機能を活かすためには、シーツを**

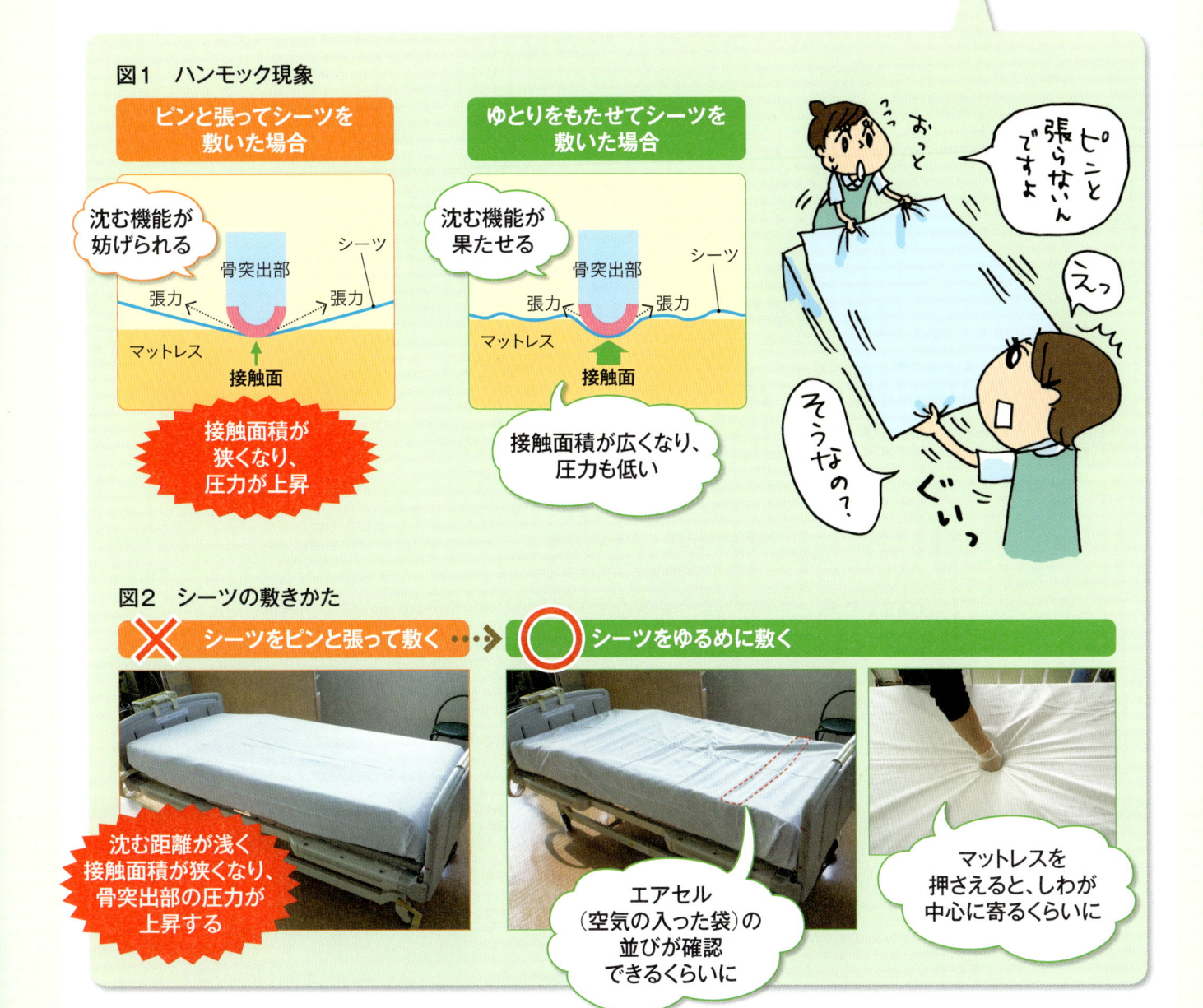

図1　ハンモック現象

ピンと張ってシーツを敷いた場合
- 沈む機能が妨げられる
- 骨突出部／シーツ／張力／マットレス／接触面
- 接触面積が狭くなり、圧力が上昇

ゆとりをもたせてシーツを敷いた場合
- 沈む機能が果たせる
- 骨突出部／シーツ／張力／マットレス／接触面
- 接触面積が広くなり、圧力も低い

図2　シーツの敷きかた

✕ シーツをピンと張って敷く
- 沈む距離が浅く接触面積が狭くなり、骨突出部の圧力が上昇する

〇 シーツをゆるめに敷く
- エアセル（空気の入った袋）の並びが確認できるくらいに
- マットレスを押さえると、しわが中心に寄るくらいに

ピンと張らずにゆるめて敷くことが重要です。具体的には、エアマットレスのエアセルの形状が見える程度にゆとりをもたせてシーツを敷くか、またはシーツを敷いた上からマットレスの中央部を握り拳で押さえ、マットレスの中央に向かってしわが寄るのをめやすとします（図2）。

加えて、汗や排泄物の汚染防止として、体圧分散マットレスにシーツを敷いた上にバスタオルを敷いていることも見かけますが、バスタオルの素材は**伸縮性がないために**[3]、**沈める機能を妨げ、圧力を上昇させる原因にもなります**。伸縮性のないものは敷かずに、マットレスの機能を活かすようにしましょう。

最近では、体圧分散マットレスの圧再分配機能を活かすために、伸縮性のある素材を用いた体圧分散マットレス専用のボックスタイプシーツ（図3）も使用されています。

体圧分散マットレスの機能をよく理解してシーツを選択し、圧再分配機能を有効にするベッドメーキングを考慮していくことが必要です。

図3　体圧分散マットレス専用のシーツ（ボックスタイプ）の例
● DRY α SHEET（株式会社ケープ）

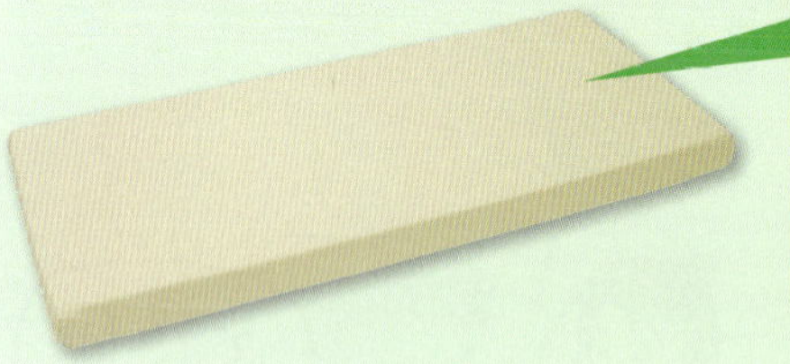

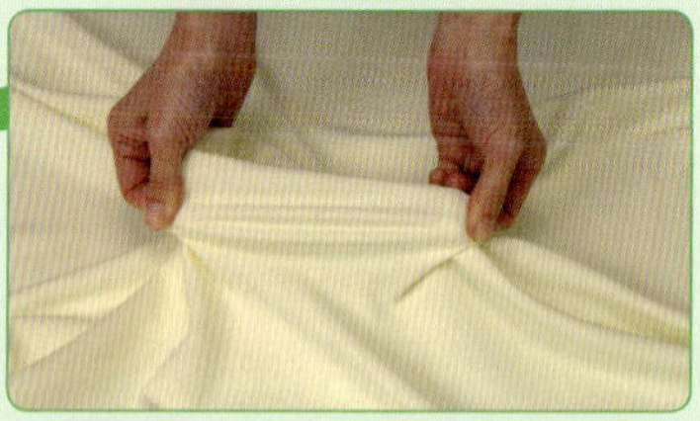

伸縮性のある素材が用いられている

〈引用文献〉
1. National Pressure Ulcer Advisory Panel (NPUAP). Terms and Definitions Related to Support Surfaces. Ver. Feb. 29. 2007.
2. 松尾淳子, 福田守良, 井内映美, 他：ベッドメーキングの違いがエアマットレスの圧再分配機能に及ぼす影響. 日本創傷・オストミー・失禁管理学会誌 2013；17(1)：33-39.
3. 内田陽子, 上山真美, 宮沢　順, 他：患者仰向け体位からの移動兼療養用ウールボアマットの開発. Kitakanto Med J 2006；56(3)：207-212.

---

4. 皮膚・排泄ケア

3　褥瘡の創部・創周囲皮膚の洗浄は「生理食塩水でなく水道水でよい」

友竹千恵

褥瘡の創部・創周囲皮膚の洗浄は、創傷治癒過程を促進するためのスキンケアの1つです。スキンケアは「皮膚から刺激物、異物、感染源などを取り除く洗浄、皮膚と刺激物、異物、感染源などを遮断したり、皮膚への光熱刺激や物理的刺激を小さくする被覆、角質層の水分を保持する保湿、皮膚の浸軟を防ぐ水分の除去など」[1]と定義されています。

それでは、褥瘡の創部・創周囲皮膚の洗浄にあたり、どのような洗浄水を用いたらよいでしょうか。

●褥瘡の創部・創周囲皮膚は水道水で洗浄してよい

褥瘡予防・管理ガイドライン（第3版）[2]には、褥瘡の洗浄は「十分な量の生理食塩水または水道水を用いて洗浄する」と示されています。つまり、**必ずしも生理食塩水を用いる必要はありません**。

創部の感染がなければ、消毒を併用する必要もありません。それよりも、創部の治癒を促すために**十分な量の洗浄水により創面を洗い流し、清浄化を図ることが重要**です。

また、生理食塩水と水道水のどちらでもよいのであれば、コスト面を考慮し、より経済的な方法として水道水（微温湯）の選択が合理的といえます。

●褥瘡の創部・創周囲皮膚を洗浄するときのポイント

褥瘡の創部・創周囲皮膚の洗浄には、いくつかのポイントがあります（図1-①）。

そのほか、例えば、真皮層内には神経の末端があり、真皮層までの褥瘡の洗浄は痛みを伴いやすいです。**痛みがある場合、洗浄水は微温湯ではなく、体液とほぼ等張の生理食塩水**の選択が望まれます[3]（図1-②）。

また、消毒は通常不要ですが、「明らかな感染を認め滲出液や膿苔が多いときは洗浄前に消毒を行ってよい」[2]とされています（図1-③）。その場合、洗浄は、創部や創周囲の消毒後に行います。

褥瘡の創部・創周囲皮膚は、評価スケールなどを活用して正しく評価し、患者の状況に応じて根拠に基づいたケアを提供しましょう。

〈引用文献〉
1. 日本褥瘡学会 用語集検討委員会：日本褥瘡学会で使用する用語の定義・解説－用語集検討委員会報告1－. 褥瘡会誌 2007；9(2)：228-231.
2. 日本褥瘡学会 学術教育委員会 ガイドライン改訂委員会：褥瘡予防・管理ガイドライン（第3版）. 褥瘡会誌 2012；14(2)：165-226.
3. 森知佐子：見直されつつある褥瘡・創傷ケア. エキスパートナース 2013；29(8)：52-65.

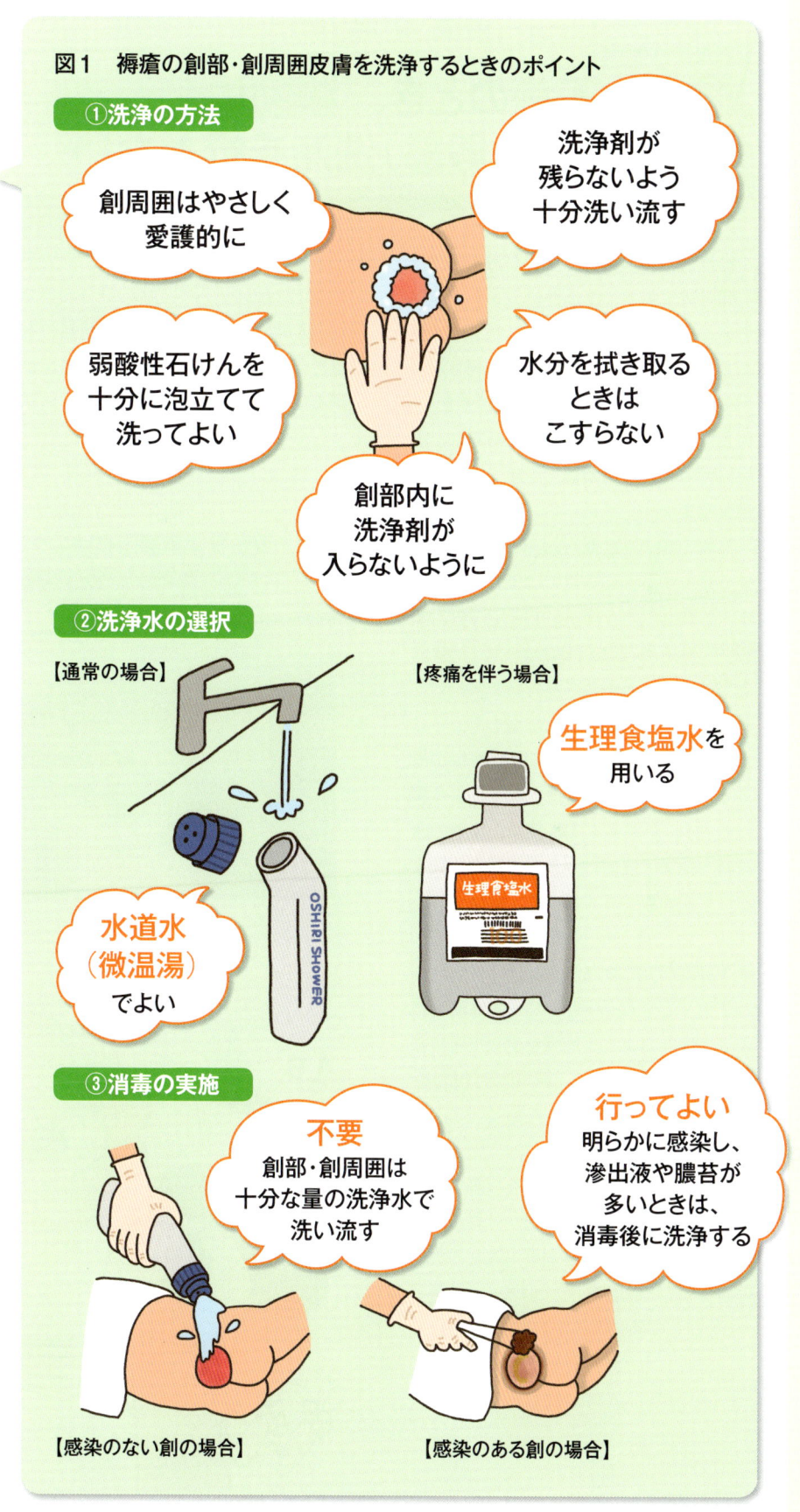

図1　褥瘡の創部・創周囲皮膚を洗浄するときのポイント

①洗浄の方法

- 創周囲はやさしく愛護的に
- 洗浄剤が残らないよう十分洗い流す
- 弱酸性石けんを十分に泡立てて洗ってよい
- 水分を拭き取るときはこすらない
- 創部内に洗浄剤が入らないように

②洗浄水の選択

【通常の場合】
水道水（微温湯）でよい

【疼痛を伴う場合】
生理食塩水を用いる

③消毒の実施

【感染のない創の場合】
不要
創部・創周囲は十分な量の洗浄水で洗い流す

【感染のある創の場合】
行ってよい
明らかに感染し、滲出液や膿苔が多いときは、消毒後に洗浄する

4. 皮膚・排泄ケア

4 下痢のとき、「頻回に」陰部（殿部）洗浄を行わない

多崎恵子、大桑麻由美

　排泄物、特に下痢で皮膚が汚染し、長時間付着すると、下痢便に含まれる消化酵素により皮膚のpHがアルカリ性に傾きます。そこにさらに細菌等の刺激が加わると、皮膚障害発生を招くだけでなく、何よりも患者の不快感が増すために、皮膚に付着した下痢便は早く除去する必要があります。

　しかし陰部（殿部）洗浄は、皮膚の汚染を除去するという点では優れていますが、**「頻回に」実施することにより、かえって皮膚の正常な働きを妨げる**ことがわかっています。

　皮膚洗浄剤を用いると皮脂も除去されます。また陰部（殿部）洗浄の回数が増えることは、皮膚の「拭き取りによる機械的刺激」が増えます。結果、皮膚の角質層が損傷・皮膚のバリア機能が破綻することにつながります。

● **下痢便の洗浄方法**

　下痢のときは、非アルコール性皮膚被膜剤の塗布により下痢便を直接皮膚に接触させないようにし、**皮膚洗浄剤を用いた皮膚洗浄は1日1～2回にとどめます**。

　とはいえ、下痢便の付着を放置することはできないため、下痢便が付着した部分に微温湯をやや圧をかけて流し、皮膚の水分は「拭き取る」のではなく「やさしく圧拭」して除去します。

● **びらん等で滲出液を伴う場合のケア**

　また下痢便によって皮膚のびらん等で滲出液を伴う場合は、ストーマ用品の粉状皮膚保護剤を散布し、さらに亜鉛華単軟膏を皮膚の色が見えなくなるほどの厚さで上から塗布します。

　下痢便の付着を除去するなどで軟膏が剥がれてしまった場合は、剥がれた部分に粉状皮膚保護剤と亜鉛華単軟膏を追加塗布します（図1）。

図1　亜鉛華単軟膏塗布時のケアの様子

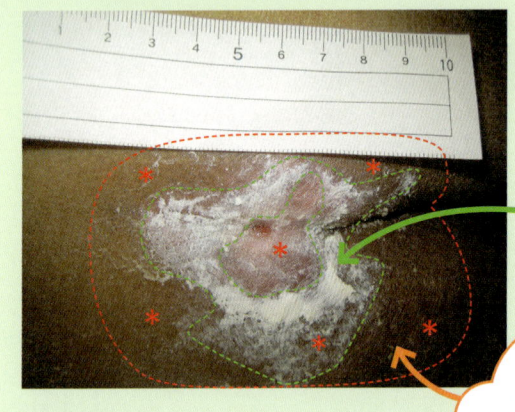

排泄後、微温湯で流して皮膚の水分を圧拭したところ（もともと塗布してあった範囲は赤枠）

亜鉛華単軟膏をすべて除去することはしない

亜鉛華単軟膏が剥げ落ちたところ（＊）だけに、追加塗布をする

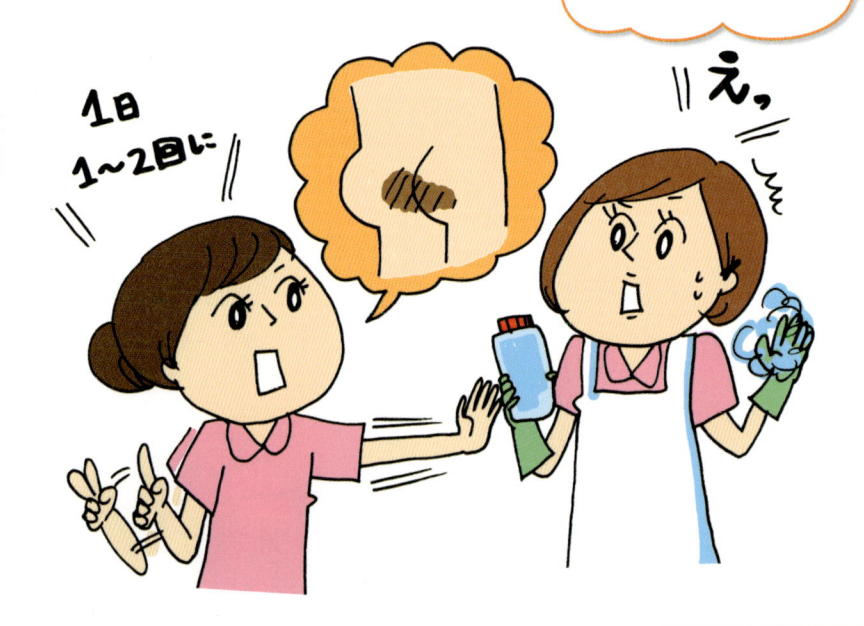

4. 皮膚・排泄ケア

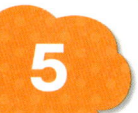

5 尿道留置カテーテルの固定、男性は必ずしも「下腹部に固定」ではない

水野正之

男性の尿道留置カテーテルの固定は、通常、陰茎を上向きにしてカテーテルを下腹部に固定するといわれています。

この理由として、大腿部に固定すると、"カテーテルが陰茎陰嚢角部を圧迫し、びらん、潰瘍、尿道瘻を引き起こすため"となっています。確かに解剖学的にみると、下腹部にカテーテルを固定することによって、陰茎陰嚢角部を圧迫する機会が少なくなることが予想されます。

しかし、**下腹部にカテーテルを固定することが、大腿部の固定よりも、尿道瘻などの障害を少なくするというようなエビデンスはありません**。米国疾病管理予防センター（Centers for Disease Control and Prevention；CDC）のガイドライン[1]でも、「カテーテル挿入後は尿道の牽引などを防ぐためにカテーテルを適切に固定する」という記述のみであり、どこに固定するかは明示していません。

米国創傷・オストミー・失禁ケア看護師協会（Wound Ostomy and Continence Nurses Society；WOCN）の指針[2]では、男性の固定場所として「下腹部と大腿部」を挙げ、「好ましいのは下腹部」といっている程度です。また、歩行できる場合には、日中は大腿部に、夜間は下腹部に固定するとしており[2]、尿道留置カテーテルを必ず下腹部に固定することになってはいません。

尿道留置カテーテルを使用するときには、**できるだけ早く抜去すること**をめざし、**尿道が無理に引っ張られないように固定する**ことが大切です。

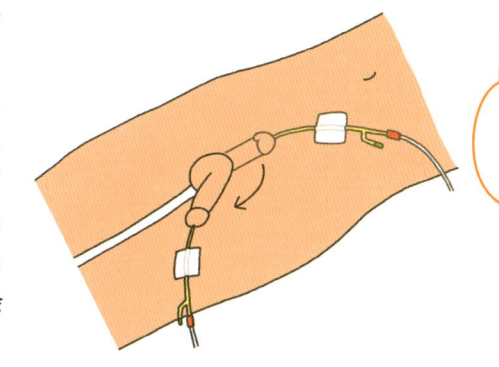

> 下向きが悪いわけではない。「尿道口を損傷しない」「無理に引っ張られない」位置に固定することが重要

〈引用文献〉
1. Healthcare Infection Control Practices Advisory Committee（HICPAC）：Guideline for prevention of catheter-associated urinary tract infections 2009.
http://www.cdc.gov/hicpac/pdf/cauti/cautiguideline2009final.pdf(2014.8.1アクセス)
2. Wound, Ostomy and Continence Nurses Society（WOCN）：Indwelling urinary catheter securement：Best practice for clinicians 2012.
http://www.faet.org/docs/IndwellingUrinaryCatheterSecurement.pdf(2014.8.1アクセス)

4. 皮膚・排泄ケア

6 尿パッドは「重ねて使用しない」

木野綾子

　尿漏れ、不快感の軽減、あるいは夜間良眠できるようにと、尿パッドを重ねて使用している場合があるかもしれません。しかし以下の理由から、重ねて使用することはお勧めできません。

　重ねることでかえって、**体とおむつのあいだにすき間ができ、漏れの原因**になります。また、紙おむつの横もれ防止ギャザーの効果を損なってしまい、尿漏れを助長していることになります。使用枚数が増えているのに、効果が期待できない状況です。

　また、尿パッドの外側のシートは"防水シート"になっているので、重ねても**上の尿パッドから下の尿パッドには尿はしみこみません**（図1）。

かえって外側のテープ式おむつにしみ出すことが多く[1]、少し汚れても、全部交換しなければならないのでコストアップにもつながります。また、ゴミの量も増加します。

　さらに、重ねて使用することにより、圧迫や摩擦係数が上昇し、褥瘡発生の要因となります[2]。

　そのうえ、温度や湿度が上昇することにより、発汗、蒸れが亢進し、皮膚の浸軟（ふやけ）が生じ、真菌感染、びらん等の皮膚トラブルも生じやすくなります。

　尿パッドは重ねて使用せず、排泄記録をつけて排尿パターンを把握し、適切に交換することが大切です。

　尿パッドは各種ありますが、スウェーデンのSCA社が開発したTENA®（テーナ）の製品は、吸収量が高く、サラサラ感がよいことから病院でもよく使用されているようです。パッドは1枚のみで使用し、吸水スピードが速く、表面をドライに保つ機能に優れていると言われています。また、排尿の有無がパッドを外さなくてもわかるような"交換表示ライン"（図2）があります。

〈引用文献〉
1. 花王株式会社：ケアマネジャーのための大人用おむつ講座. 特集 排泄ケアクイズ第2弾 解答と解説. http://www.caremanagement.jp/kao/special/extra08_b.html（2014.8.1アクセス）
2. 高橋　純, 高木良重, 内藤輝子, 他：オムツ類の重ね敷きが体圧効果に及ぼす影響―各種マットレスの比較による検討―. 日本褥瘡学会誌 2004；6(1)：8-13.

図1　重ねて使用しても"意味がない"理由

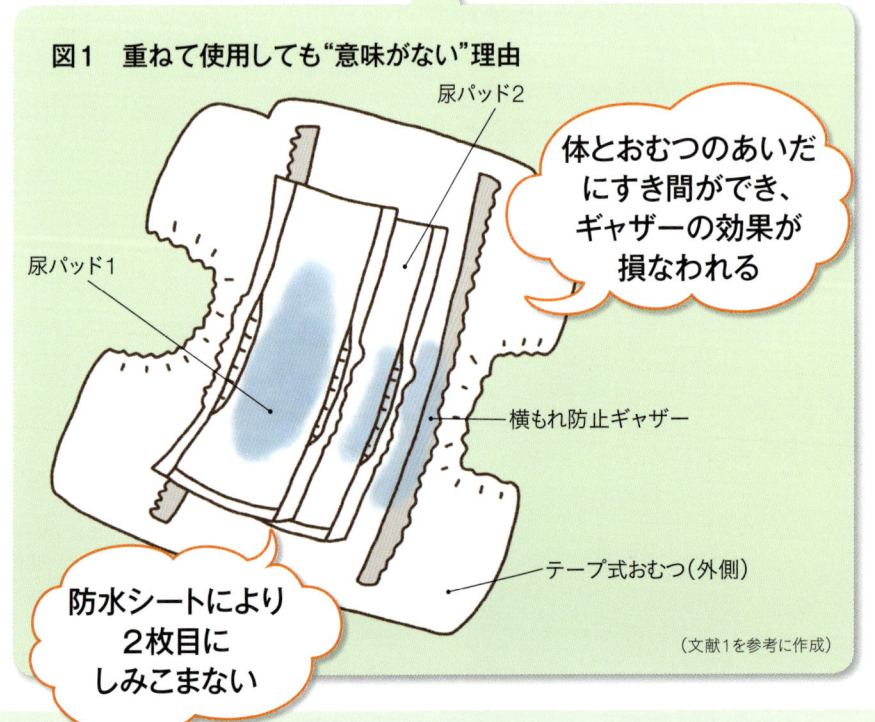

- 尿パッド2
- 尿パッド1
- 体とおむつのあいだにすき間ができ、ギャザーの効果が損なわれる
- 横もれ防止ギャザー
- テープ式おむつ（外側）
- 防水シートにより2枚目にしみこまない

（文献1を参考に作成）

図2　TENA®の交換表示ライン

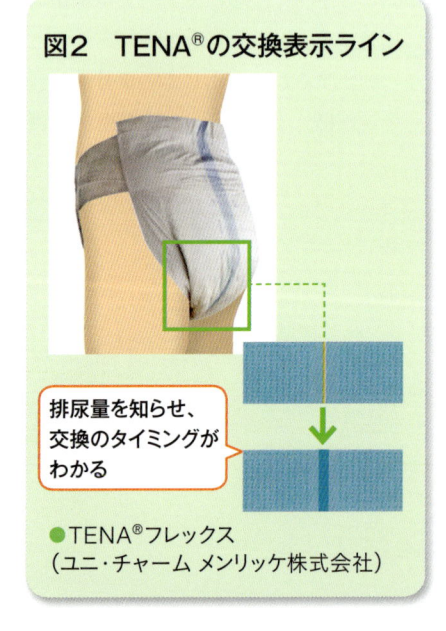

排尿量を知らせ、交換のタイミングがわかる

●TENA®フレックス
（ユニ・チャーム メンリッケ株式会社）

4. 皮膚・排泄ケア

7 熱傷の水疱は「破らない場合」も「破る場合」もある

上田伊佐子

損傷が真皮に及ぶ"Ⅱ度の熱傷"以上で、水疱ができます。

熱傷の水疱に対する処置は、「現状破れているか」「破れていないか」によって異なってきます。

例えば、**水疱膜がすでに破れてしまっている場合にはバリア機能もなく、異物として除去する**必要があります。

しかし現状、破れていない場合には、「水疱を破らないでできるだけ温存すべき」という意見と、「破るべき」という意見の両方があります（図1）。

これらの多くが今なおエキスパートオピニオン*1であり、**一致した見解が得られていません。**

●"水疱を破らない"派

「水疱を破らない」のは次のような理由からです。水疱は外力に対するクッションとして自然のバリアとなる、疼痛を緩和させる[1]、水疱液には創傷治癒を促進するサイトカイン類が含まれている、赤みを帯びた痛々しい下床創面を隠す効果がある[2]などです。

●"水疱を破る"派

一方、「水疱を破る」のは次のような理由からです。

福屋ら[3]は左右の上・下肢を熱傷した10名で、「水疱"液"を温存した側」「除去した側」で再上皮化までの日数を比較しました。その結果、温存側が再上皮化まで26.6日であったのに対して、除去側は20.5日であり、水疱液を除去したほうが上皮化が早かったと報告しています。

また、水疱液は補体や好中球に関して免疫を抑制するため感染リスクを高める、フリーラジカルを産生させる、二次的な壊死を促進するともいわれています[4]。その他、水疱液が線維芽細胞を刺激して瘢痕拘縮を促してしまう[5]ことも、水疱液を除去したほうがよいとする理由です。

●膜を残すかどうか

水疱"膜"を残すかどうかでも、意見が分かれます。

生物学的包帯として温存する[1,6]という見解がある一方で、身原ら[4]は早期に除去してbFGF製剤＋ハイドロゲル創傷被覆材の併用療法で湿潤環境を維持することによって感染リスクが減り、炎症が遷延せずに血管の収縮が予防されて創傷治癒に有利な環境がつくられると述べています。

それぞれの処理に関する推奨を、**表1**に示します。水疱膜や水疱液をどうするかについては、専門家のあいだでも意見が一致しておらず、今後の研究が待たれます。

図1 水疱に対する見解

水疱は"破らない"（温存） VS **水疱は"破る"（除去）**

- 自然のバリアとなっているから[1]
- 疼痛を緩和させるから[1]
- サイトカイン類が含まれているから[2]
- 下床創面を保護する役割があるから[2]

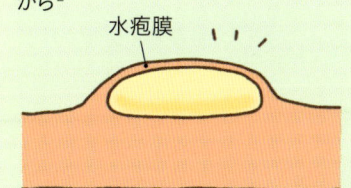

- 水疱液を除去したほうが上皮化が早かったから[3]
- 水疱液は免疫を抑制し、感染リスクを高めるから[4]
- 水疱液はフリーラジカルを産生するから[4]
- 水疱液は二次的な壊死を促進するから[4]
- 水疱液は線維芽細胞を刺激して瘢痕拘縮の原因になるから[5]

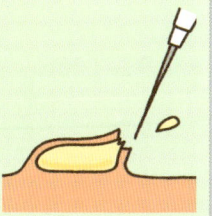

〈引用文献〉
1. 池側 均, 杉本 壽：初期臨床研修医が知っておくべき外科外来の初期診療―処置法・熱傷治療の基本と実際. 外科治療 2008；99(3)：266-273.
2. 中村猛彦：熱傷の水疱は水疱膜を除去した方がよいのか？　内容液を抜いた方がよいのか？. 治療 2006増刊号；88：1190-1192.
3. 福屋安彦, 高野邦雄, 藤巻史子, 他：水疱性熱傷における内容液温存と穿刺排出の臨床比較. 熱傷 2002；28(2)：80-86.
4. 身原京美, 大谷美奈子, 長崎孝太郎：熱傷早期における水疱蓋の取り扱いについて. 熱傷 2009；35(2)：119.
5. Wilson AM, McGrouther DA, Eastwood M, et al. The effect of burn blister fluid on fibroblast contraction. Burns 1997；23(4)：306-312.
6. 迎 伸彦, 柳澤明宏, 野中大樹, 他：創傷治療―プライマリ・ケアで対処できる多種多様な"キズ"とその最新知見！. 治療 2009；91(2)：265-271.
7. 夏井 睦：創傷治療の常識非常識〈2〉熱傷と創感染. 三輪書店, 東京, 2006：23-32.

*1【エキスパートオピニオン】＝一部の専門家による臨床経験や意見。

表1 水疱の"処置"に関するエキスパートオピニオン

	水疱液	水疱膜(破損や汚染がない場合)	水疱膜が破損している場合
池側(2008)[1]	温存	● 極力**温存**する。水疱が大きければ、水疱膜を破らないように注意し、水疱液のみを穿刺吸引し、圧着させて**温存**する	● きれいに除去する
中村(2006)[2]	温存	● 極力**温存**する。破れそうなもの、水疱内圧で疼痛がある場合は注射器で排出する	● 破れているもの、感染が疑われるものは除去する
福屋(2002)[3]	除去	● 水疱膜は**温存**。水疱膜を直接注射器針や小剪刀で無痛性に小孔を開け、吸引や圧出せず自然にドレナージする	―
迎(2009)[6]	除去	● 水疱膜は**温存**。圧迫密着させて生物学的包帯として残す	● 切除する
身原(2009)[4]	除去	● 水疱膜も早期に**除去**してbFGF製剤＋ハイドロゲル創傷被覆材の併用療法を行う	―
夏井(2006)[7]	除去	● 水疱膜は徹底的に**除去**して、被覆材で保護する	―

コラム

創傷・熱傷ガイドライン(2012)

日本皮膚科学会は2012年に『創傷・熱傷ガイドライン』[1]を発行し、そのなかで熱傷の深度を推定する方法として臨床症状による分類(推奨度の分類：B)を示しています。水疱ができるとされる熱傷は「浅達性Ⅱ度熱傷」以上に分類されます。

この臨床所見による深度判定法に加え、より精度の高いものとして、レーザードプラ血流計測法やビデオマイクロスコープを併用することを選択肢の1つとして推奨しています(推奨度の分類：C1)。

■臨床症状による深度分類

分類	臨床症状
Ⅰ度熱傷(epidermal burn)	紅斑、有痛性
浅達性Ⅱ度熱傷 (superficial dermal burn)	紅斑、水疱、有痛性 水疱は圧迫で発赤が消失
深達性Ⅱ度熱傷 (deep dermal burn)	紅斑、紫斑〜白色、水疱、知覚鈍麻 水疱は圧迫しても発赤が消失しない
Ⅲ度熱傷 (deep burn)	黒色、褐色または白色 水疱(ー)、無痛性

最新皮膚科学大系, 2, 東京, 中山書店：2003；241より引用, 一部改変

エビデンスレベルの分類＝「V」：記述研究(症例報告や症例集積研究)
推奨度の分類＝「B」：行うよう推奨する(少なくとも1つ以上の有効性を示す質の劣るレベルⅡか良質のレベルⅢ あるいは非常に良質のレベルⅣのエビデンスがある)
「C1」：良質な根拠はないが、選択肢の1つとして推奨する(質の劣るⅢ〜Ⅳ、良質な複数のV、あるいは委員会が認めるⅥのエビデンスがある)

(文献1, p.242より引用)

〈引用文献〉
1. 日本皮膚科学会 創傷・熱傷ガイドライン策定委員会 編：創傷・熱傷ガイドライン, 金原出版, 東京, 2012.

4. 皮膚・排泄ケア

8 熱傷患者では「洗浄する場合」も「消毒する場合」もある

上田伊佐子

熱傷創部の消毒の有効性については、専門家のなかでも今なお一致した見解は得られていません。

● "消毒を行わない" 派

消毒が無効である理由には、膿などに含まれる有機物が消毒効果を弱めることや、ポビドンヨードの細胞毒性[1]が挙げられます。

● "消毒を行ってもよい" 派

一方、日本皮膚科学会の『創傷・熱傷ガイドライン』(2012)[2]では、「感染の起因菌や各薬剤の抗菌スペクトルと創の状態とを合わせて検討し、**消毒を行うことを選択肢の1つとして推奨する**」と、熱傷の感染予防としての消毒の有効性を一部認める見解になっています。その根拠としたランダム化比較試験(randomized controlled trial ; RCT)[3]では、熱傷患者253名の創部を毎日「スルファジアジン銀(抗菌薬)のみを外用した群」と「クロルヘキシジングルコン酸塩(以下、クロルヘキシジン)消毒液を併用した群」で比較した結果、「クロルヘキシジン消毒液併用群」のほうが創部の黄色ブドウ球菌が有意に減少しています。つまり、熱傷初期の主要な起因菌の1つである黄色ブドウ球菌の定着を抑えるには、クロルヘキシジンが有効であるということを示しています(しかし、このRCTでは予後を改善させるかどうかまでは言及されていません)。

また、消毒と創傷治癒の関係について、同一患者の植皮部において、「ポビドンヨード軟膏使用群」と「ワセリン軟膏使用群」とで治癒過程を比較した実験[4]があります。それによると、治癒途中では「ポビドンヨード軟膏使用群」の創部は、対照群に比べて細菌数が少なくなりました。

しかし、最終的な創傷治癒にかかる期間では、両者に有意差はみられませんでした(**図1**)。つまり、ポビドンヨードは細菌を減少させるものの、創部の閉鎖時間を短縮させるわけではないということです。

小範囲の熱傷を単純創傷と同じように考えると、**明らかに感染のない小範囲熱傷では、消毒の必要はない**でしょう。

しかし、感染徴候がある場合には、黄色ブドウ球菌の定着をクロルヘキシジンが減少させたという前述の報告からも消毒薬を使用し、そして創部の感染がなくなったときに消毒を中止して、洗浄していくとよいのではないかと思われます。

なお、腎機能障害や甲状腺機能異常のある患者や高齢者では、創面からの吸収(ヨード中毒)の問題もあり、ポビドンヨードの広範囲の使用には注意が必要です。

● 熱傷患者に水治療は有効？

多くの施設で、熱傷の創部感染を予防する目的で洗浄が行われています。エキスパートオピニオンですが、入院を要さないような小範囲熱傷の患者では水治療

図1 植皮部治癒過程での「ポビドンヨード軟膏使用群」と「ワセリン軟膏使用群」における細菌コロニー数比較

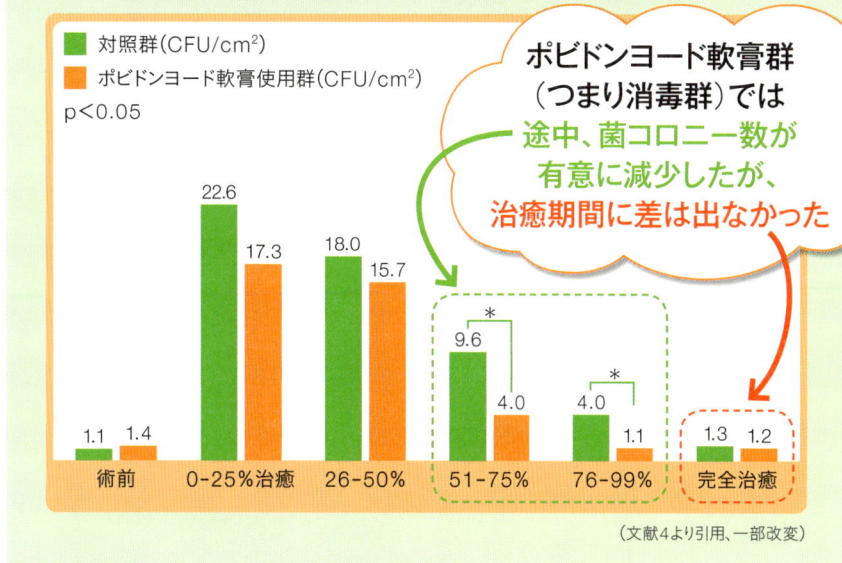

対照群(CFU/cm²)
ポビドンヨード軟膏使用群(CFU/cm²)
$p<0.05$

術前	0-25%治癒	26-50%	51-75%	76-99%	完全治癒
1.1 / 1.4	22.6 / 17.3	18.0 / 15.7	9.6 / 4.0 *	4.0 / 1.1 *	1.3 / 1.2

ポビドンヨード軟膏群(つまり消毒群)では**途中、菌コロニー数が有意に減少したが、治癒期間に差は出なかった**

(文献4より引用、一部改変)

（水による洗浄）が勧められています。

実際に「水治療を行った群」と「行っていない群」での感染率等について検討した報告はありませんが、前出の『創傷・熱傷ガイドライン』(2012)[2]でも、「**小範囲熱傷の患者では水治療を推奨する**(推奨度B)」とされます。

また洗浄に「水道水」と「生理食塩水」を用いても、一次縫合が可能な単純創傷においては感染率に差はなかったという報告[5]があります。これも小範囲の熱傷を単純創傷と同じようにみると、水道水、生理食塩水のいずれで洗浄しても感染率は変わらないといえます。なお経験的に、熱傷では塩素（カルキ）がしみて痛みが生じる場合があるようであれば、生理食塩水を使用することが多いと聞きます。これについてもさらなるエビデンスが待たれます。

〈引用文献〉
1. Balin AK, Pratt L. Dilute povidone-iodine solutions inhibit human skin fibroblast growth. *Dermatol Surg* 2002；28(3)：210-214
2. 日本皮膚科学会 創傷・熱傷ガイドライン策定委員会 編：創傷・熱傷ガイドライン．金原出版，東京，2012：262-263．
3. Snelling CF, Inman RJ, Germann E, et al. Comparison of silver sulfadiazine 1％ with chlorhexidine digluconate 0.2％ to silver sulfadiazine 1％ alone in the prophylactic topical antibacterial treatment of burns. *J Burn Care Rehabil* 1991；12(1)：13-18.
4. Vehmeyer-Heeman M, Van den Kerckhove E, Gorissen K, et al. Povidone-iodine ointrnent：no effect of split skin graft healing time. *Burns* 2005；31(4)：489-494.
5. Valente JH, Forti RJ, Freundlich LF, et al. Wound irrigation in children：saline solution or tap water？. *Ann Emerg Med* 2003；41(5)：609-616.

コラム

在宅褥瘡予防・治療ガイドブック第2版（2012）

日本褥瘡学会による『在宅褥瘡予防・治療ガイドブック第2版』[1]に示されている体圧分散寝具の選択基準では、自力体位変換の有無で体圧分散寝具の素材を決定します。

■体圧分散寝具の選択基準

[体圧分散寝具の選択基準フローチャート：自力体位変換能力の有無から始まり、骨突出の有無、頭側挙上45°以上の有無、引き金発生（体圧）の有無によって、上敷フォームマットレス・リバーシブルマットレス（柔面）・超薄型上敷エアマットレス、交換フォームマットレス・交換ハイブリッド型マットレス・二層式エアマットレス、二層式エアマットレス・交換エアマットレス・ローリング機能付き交換エアマットレス、上敷エアマットレス・ローリング機能付き交換エアマットレス、低圧保持エアマットレスなどを選択する流れを示す]

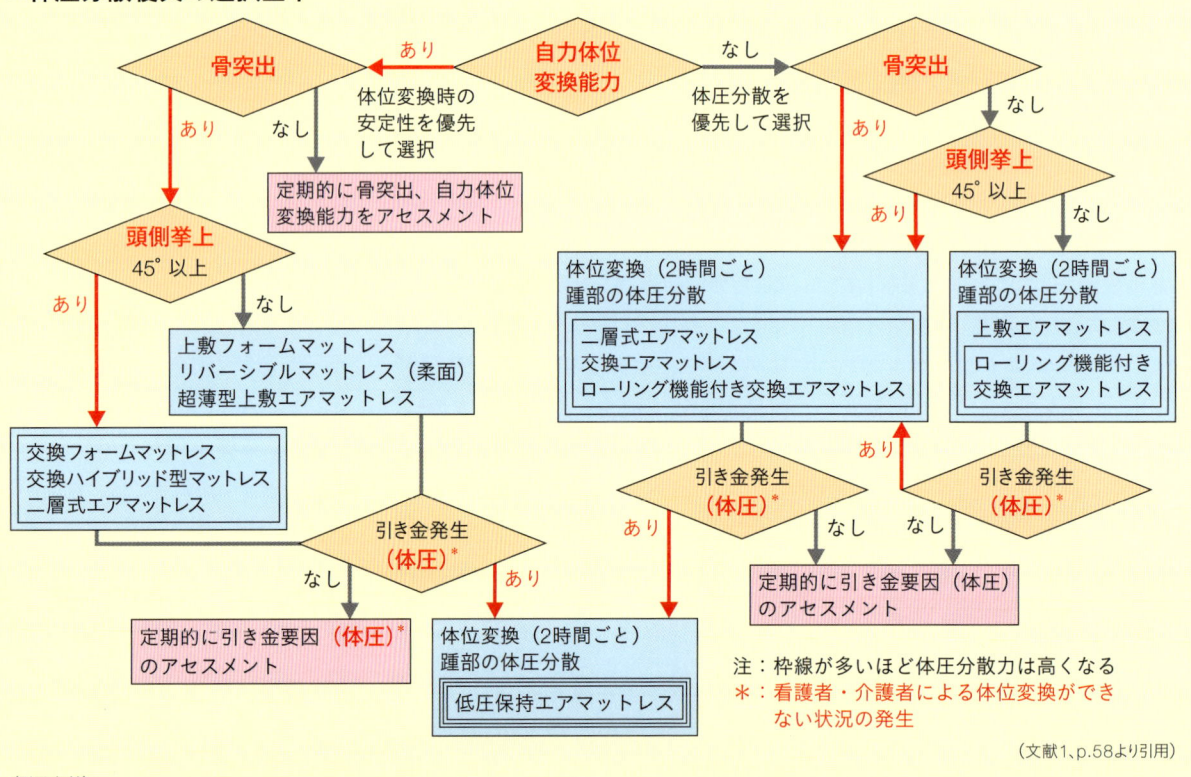

注：枠線が多いほど体圧分散力は高くなる
＊：看護者・介護者による体位変換ができない状況の発生

（文献1，p.58より引用）

〈引用文献〉
1. 日本褥瘡学会 編：在宅褥瘡予防・治療ガイドブック 第2版．照林社，東京，2012：58．

5

消毒・滅菌

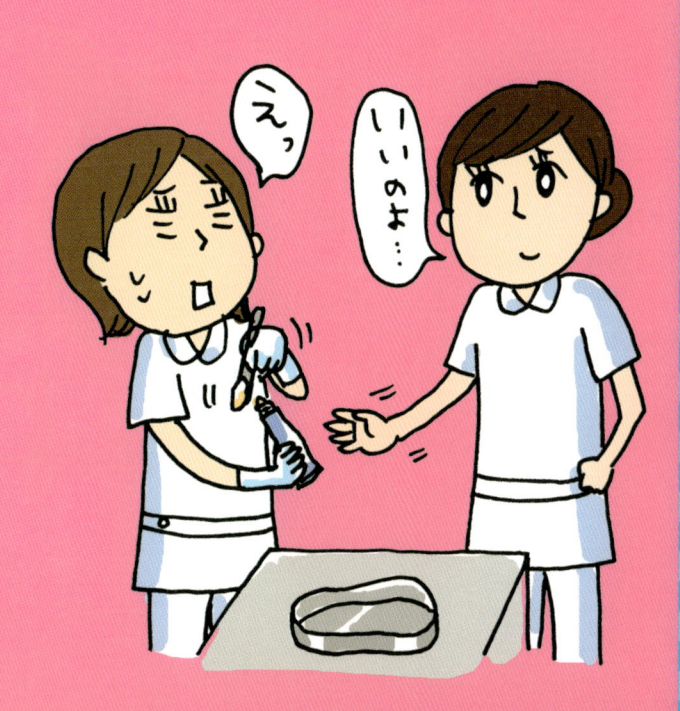

5. 消毒・滅菌

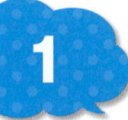

1 消毒薬や軟膏の「口切りはしない」

尾家重治

消毒薬の口切りは、意味のないことといえます。なぜなら、**希釈・滅菌済み製品が分割使用により微生物汚染を受ける可能性はきわめて低い**からです[1]。

実際、7日～5年にわたって分割使用していた0.02%ベンザルコニウム塩化物液（オスバン®、ザルコニン®など；500mL容量）の計500本について調べたところ、いずれの残液も無菌でした[1]。

また、万が一、消毒薬が微生物汚染を受けても、真菌（カビ）ではその液表面が汚染されますが、細菌ではその液全体が汚染されることが多く、**口切りを行っても、真菌汚染を除いて、汚染菌量を減らすことはできません**。

表1に、消毒薬の分割使用での留意点を示しました。

同様に、軟膏の口切りも意味のないことといえます。なぜなら、軟膏には水分が含まれていないので、**軟膏中で微生物が増殖することはありえない**からです。

なお例外として、冷蔵庫への出し入れを繰り返すと、軟膏表面に水分がたまって、その箇所に真菌（カビ）が増殖してくることがあります。このようなケースでは、その軟膏は廃棄処分してください。

少しずつ使うときは、ここに注意！

表1　消毒薬の分割使用時での留意点

消毒薬	使用法	分割使用時の注意点
アルコール	綿球、ガーゼ	●気密性の高い容器で使用する
ポビドンヨード（イソジン®液など）	綿球、ガーゼ	●14日間までの使用にとどめる（経時的に分解するため）
クロルヘキシジングルコン酸塩液（ヒビテン®液など） ベンザルコニウム塩化物液（オスバン®液など） ベンゼトニウム塩化物液（ハイアミンなど）	希釈・滅菌済み製品	●注ぎ口などへの手指接触を避ける ●6か月間などにわたる分割使用が可能
両性界面活性剤（テゴー51®など）	綿球、ガーゼ	●24時間までの使用にとどめる（細菌汚染を受けやすいため）

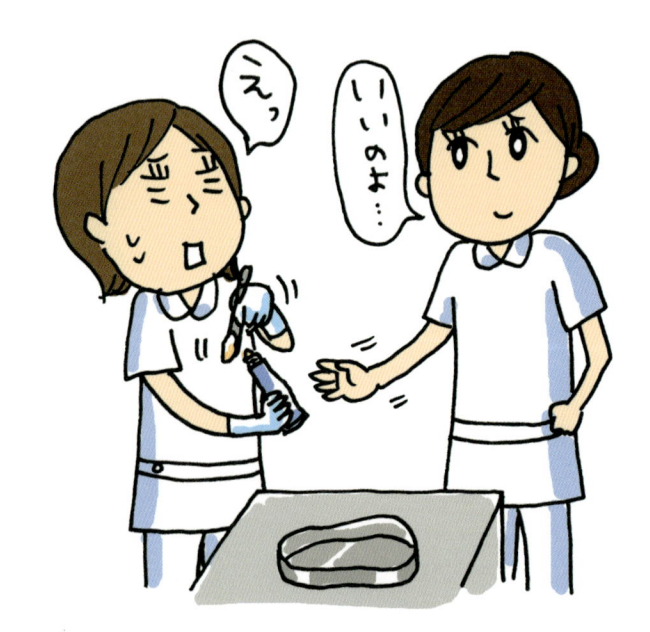

〈引用文献〉
1. Oie S, Kamiya A. Microbial contamination of antiseptic-soaked cotton balls. *Biol Pharm Bull* 1997；20(6)：667-669.

5. 消毒・滅菌

2 イソジンでの消毒は「あおいで乾燥させても意味がない」

尾家重治

表1に、MRSA（meticillin-resistant *Staphylococcus aureus*；メチシリン耐性黄色ブドウ球菌）に対するポビドンヨード（イソジン®液）および消毒用エタノールの効果を示しました。

本表から、MRSAの殺滅にイソジン®液では2分間の接触が、消毒用エタノールでは15秒間の接触が必要になることがわかります。すなわち、イソジン®液での消毒は消毒用エタノールに比べて、速効性に欠けます[1,2]。

したがって、イソジン®液による消毒では、十分な殺菌効果を得るため、塗布後にしばらくそのままにしておく必要があります。**塗布後に2分間以上、自然乾燥するまで待てば、イソジン®液の十分な殺菌効果が期待できる**のです。

早く乾かしたいからといって、あおいだりガーゼで拭き取ったりすることは望ましくありません。

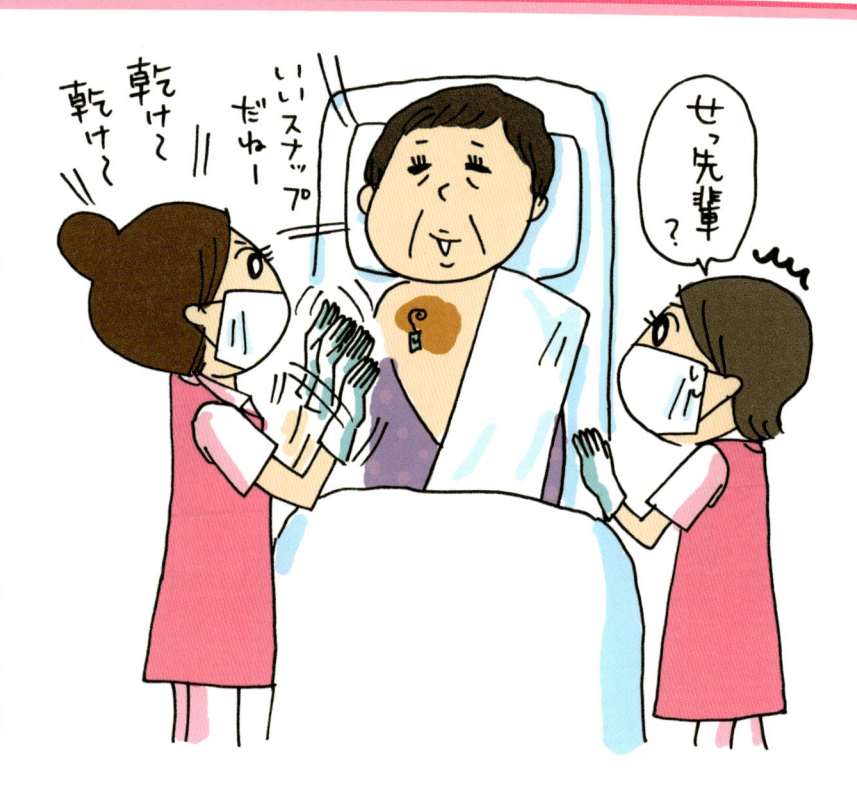

> イソジン®では殺滅に"2分間の接触"が必要

表1　MRSAに対する消毒薬の効果*（筆者原表）

消毒薬	菌株**	接触後の生菌数/mL				
		15秒	30秒	1分	2分	5分
イソジン®液	A	$5.7×10^3$	$4.0×10^2$	5	0	0
	B	$1.4×10^5$	$1.0×10^4$	$1.3×10^2$	0	0
消毒用エタノール	A	0	0	0	0	0
	B	0	0	0	0	0

＊サスペンジョン法で行った。初発菌量は菌株Aで$1.3×10^6$生菌数/mL、菌株Bで$2.1×10^6$生菌数/mLであった（2回繰り返しの平均値）
＊＊臨床分離株

〈引用文献〉
1. Haley CE, Marling-Cason M, Smith JW, et al. Bactericidal activity of antiseptics against methicillin-resistant *Staphylococcus aureus*. *J Clin Microbiol* 1985；21(6)：991-992.
2. Laufman H. Current use of skin and wound cleansers and antiseptics. *Am J Surg* 1989；157(3)：359-365.

5. 消毒・滅菌

3 ローテーション消毒は「行わない」

尾家重治

環境消毒に用いる消毒薬を1か月間ごとなどに変更するといった、いわゆる"ローテーション消毒"の有用性はありません。**同一の消毒薬を長期間使用しても、その消毒薬に耐性を示す細菌が出現してくる可能性はない**からです[1,2]。また、ローテーション消毒の有用性を示すデータもありません。

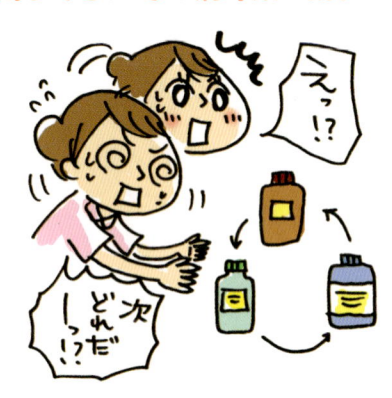

抗生物質では、長期間にわたって同一のものを汎用すると、その抗生物質に耐性を示す細菌が出現しやすくなります。この発想から、ローテーション消毒が行われてきましたが、抗生物質と消毒薬とでは大きな違いがあります。**消毒薬のほうが、はるかに抗菌スペクトルが広く、かつ殺菌力が強いのです。**

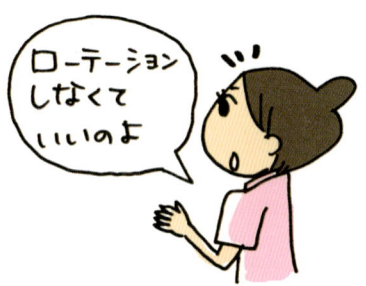

したがって、実際に使用している濃度の消毒薬に対して、耐性を示す細菌が出現してくる可能性はありません。

〈引用文献〉
1. Nicoletti G, Boghossian V, Gurevitch F, et al. The antimicrobial activity *in vitro* of chlorhexidine, a mixture of isothiazolinones ('Kathon' CG) and cetyl trimethyl ammonium bromide (CTAB). *J Hosp Infect* 1993 ; 23(2) : 87-111.
2. Rutala WA, Stiegel MM, Sarubbi FA, et al. Susceptibility of antibiotic-susceptible and antibiotic-resistant hospital bacteria to disinfectants. *Infect Control Hosp Epidemiol* 1997 ; 18(6) : 417-421.

---

5. 消毒・滅菌

4 手指衛生で「クレゾール石けん液は使わない」

尾家重治

伝染病予防法（1897〜1999年廃止）の時代にはクレゾール石けんが主力消毒薬となっていました。しかし、クレゾール石けんはもともと腐食性が強い消毒薬です。**原液〜5倍希釈液の皮膚付着で化学熱傷（損傷）が生じるのみならず、その熱傷部位からの吸収により全身毒性が発現**します[1,2]。

実際、クレゾール石けんの付着による事故例は少なくありません。例えば学校の先生がクレゾール石けん液の希釈調製時に誤って浴びて、化学熱傷を負った例などがあります。

また、本薬は分解されにくいので、環境汚染の面でも問題です。

したがって、数多くの消毒薬が発売されている現在では、もはやクレゾール石けんの使用は望ましくありません。クレゾール石けん液を手指消毒や、水害時などでの環境消毒などに用いることは勧められません。

〈引用文献〉
1. Foxall PJ, Bending MR, Gartland KP, et al. Acute renal failure following accidental cutaneous absorption of phenol : application of NMR urinalysis to monitor the disease process. *Hum Toxicol* 1989 ; 8(6) : 491-496.
2. 仲本昌一, 上原 元：クレゾール. 中毒研究 1991 ; 4 : 349-353.

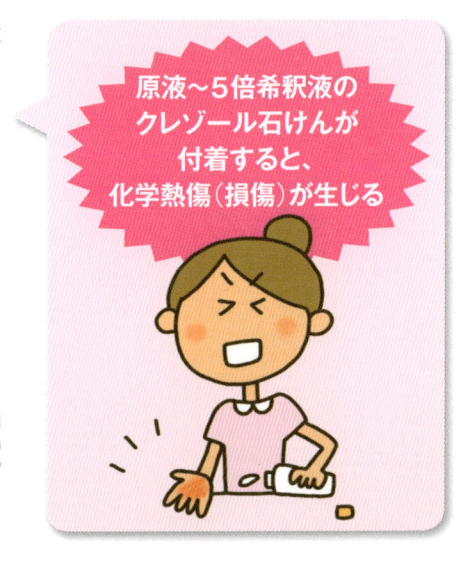

原液〜5倍希釈液の
クレゾール石けんが
付着すると、
化学熱傷（損傷）が生じる

5. 消毒・滅菌

5 中心静脈カテーテル挿入時、消毒前の「脱脂」は不要

山口征啓、向野賢治

カテーテル関連血流感染症（central-line associated bloodstream infection；CLABSI）[1]は中心静脈栄養の重大な合併症であり、予防のための方策が検討されてきました。

CLABSIの起因菌は、カテーテル挿入前の皮膚の培養で検出される細菌と一致することが知られており、**カテーテル挿入前やドレッシング交換時の皮膚の消毒が重要視**されています。

皮膚からは脂肪酸が分泌され、中心静脈カテーテル挿入時や消毒前に、皮膚の脂肪酸を落とす（脱脂）目的でアセトンやエーテルが広く使用されていました。しかし、この実践には科学的な根拠がなく、皮膚の遊離脂肪酸はむしろ生体防御に役立っているという意見もありました。

そこで、脱脂の効果を検討するためにMakiら[1]は100名の中心静脈カテーテル挿入患者でランダム化比較試験（randomized controlled trial；RCT）を行い、その結果を1987年に発表しました。それは、皮膚の汚染率、局所感染とCLABSI発生頻度の差はなく（図1）、**アセトンで脱脂を行った群では皮膚のトラブルが有意に多い**という結果でした（図2）。

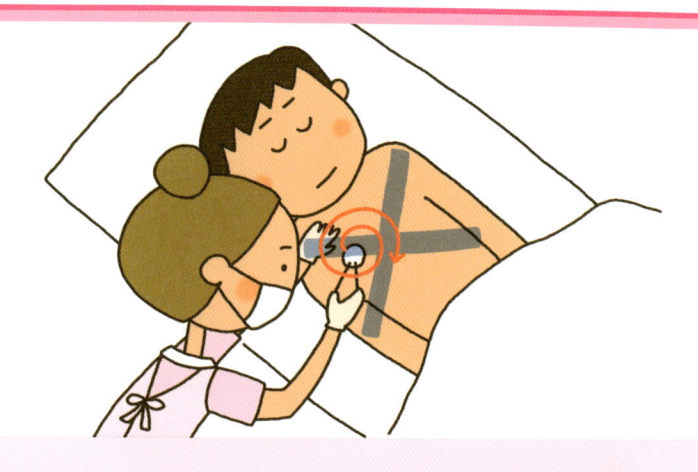

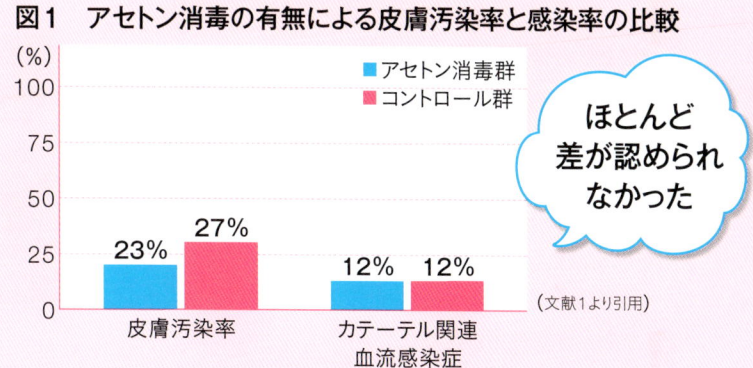

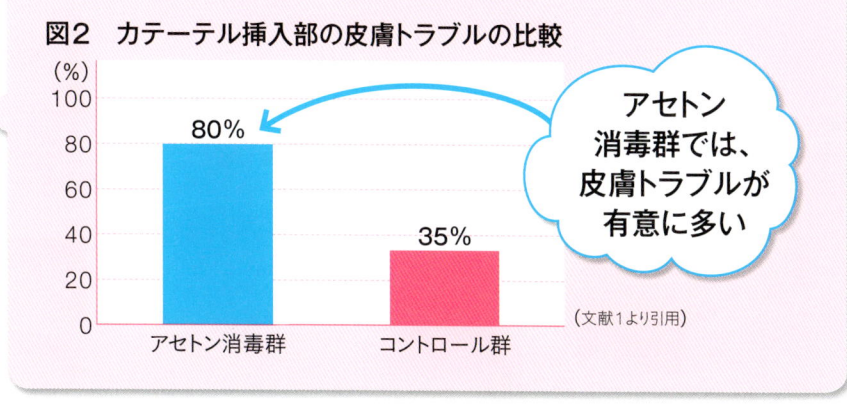

その後、脱脂は推奨されなくなり、米国疾病管理予防センター（Centers for Disease Control and Prevention；CDC）のカテーテル感染予防ガイドライン[2]でも、**「カテゴリーIB」**[2]**として、アセトンやエーテルを使用しないように強く推奨**されています。

図1　アセトン消毒の有無による皮膚汚染率と感染率の比較

- アセトン消毒群
- コントロール群

皮膚汚染率：23％　27％
カテーテル関連血流感染症：12％　12％

ほとんど差が認められなかった

（文献1より引用）

図2　カテーテル挿入部の皮膚トラブルの比較

アセトン消毒群：80％
コントロール群：35％

アセトン消毒群では、皮膚トラブルが有意に多い

（文献1より引用）

〈引用文献〉
1. Maki DG, McCormack KN. Defatting catheter insertion sites in total parenteral nutrition is of no value as an infection control measure. Controlled clinical trial. Am J Med 1987；83(5)：833-840.
2. 満田年宏 訳・著：血管内留置カテーテル関連感染予防のためのCDCガイドライン2011. ヴァンメディカル, 東京, 2011.

[1]【カテーテル関連血流感染症】＝CLABSIのほか、catheter related blood stream infection（CRBSI）とも呼ばれる。
[2]【カテゴリーIB】＝同ガイドラインにおいて、導入を強く勧告し、いくつかの実験的、臨床的あるいは疫学的な研究により、強力な理論的根拠により支持された勧告、または認められている方法（無菌操作など）で限られた科学的根拠により支持されるものとされる。

5. 消毒・滅菌

6 「煮沸消毒」はもう行わない

尾家重治

煮沸消毒を行うと、確実な消毒効果が得られます。しかし、煮沸消毒器（シュンメルブッシュ・**図1**）などを用いた煮沸消毒では、熱傷（やけど）を負う危険性があるうえに、**100℃といった高温のため器材が傷む場合があります**。したがって、煮沸消毒は望ましい消毒法とはいえません。

煮沸消毒に代わる方法として、「洗浄→熱水消毒または蒸気消毒」の工程が自動的に行える装置を用いる方法が勧められます。この方法では、洗浄工程で大部分の微生物の除去効果が期待できるので、必ずしも100℃の熱水や蒸気を用いる必要性はありません。70～93℃の熱水や蒸気で十分です[1-5]。

「洗浄→熱水消毒または蒸気消毒」の工程が自動的に行える装置の例を、**表1**に示しました。耐水性かつ耐熱性の器材の消毒には、これらの装置による消毒が適しています。

〈引用文献〉
1. The Microbiology Advisory Committee to the DHSS：Decontamination of Equipment, Linen or Other Surfaces Contaminated with Hepatitis B or Human Immunodeficiency Virus. Department of Health and Social Security HN(87)1, London, DHSS.
2. 尾家重治, 神谷 晃：メチシリン耐性黄色ブドウ球菌（MRSA）に対する温水の効果. 環境感染 1993；8(1)：11-14.
3. Oie S, Kamiya A, Tomita M, et al. Efficacy of disinfectants and heat against *Escherichia coli* O157：H7. *Microbios* 1999；98(388)：7-14.
4. Nyström B. New technology for sterilization and disinfection. *Am J Med* 1991；91（suppl 3B）：264S-266S.
5. Ebner W, Eitel A, Scherrer M, et al. Can household dishwashers be used to disinfect medical equipment？. *J Hosp Infect* 2000；45(2)：155-159.

図1　煮沸消毒器（シュンメルブッシュ）
● 熱傷を負う危険性がある

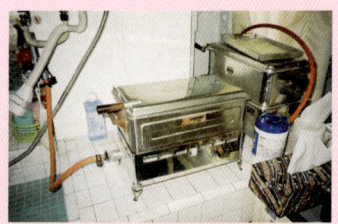

洗浄→熱水消毒
洗浄→蒸気消毒
のいずれかで行う

表1　熱による消毒例

方法	消毒対象	利用する装置（条件）
熱水	● 鋼製小物 ● 耐熱性プラスチック器材	ウォッシャーディスインフェクタ[*1]（70～93℃・3～10分間） （左）中型　（右）小型 家庭用の食器洗浄機（70～80℃・3分間など）
熱水	● リネン	熱水洗濯機（70～80℃・10分間） （左）小型　（右）中型
熱水	● 食器	食器洗浄機 （業務用：75～80℃・10秒間など） （家庭用：70～80℃・3分間など） （左）業務用　（右）家庭用
蒸気	● 差し込み便器・尿器 ● ポータブルトイレのバケツ ● 吸引ビン ● 陰洗ボトル	フラッシャーディスインフェクタ[*2]（90℃・1分間）

[*1]「洗浄→熱水消毒」の工程が自動的に行える装置　　[*2]「洗浄→蒸気消毒」の工程が自動的に行える装置

5. 消毒・滅菌

7 「消毒薬の噴霧」はもう行わない

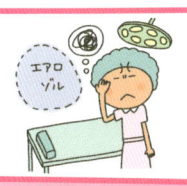

尾家重治

消毒薬の室内噴霧を行うと、**消毒薬を大量に吸入したり、眼への曝露を受けるなどの毒性が問題**になります[1]。また、ベンザルコニウム塩化物（オスバン®、ザルコニン®など）、クロルヘキシジングルコン酸塩（ヒビテン®、ヘキザック®など）および次亜塩素酸ナトリウム（ミルトン、ハイター®など）等の噴霧では、喘息などを生じる危険性があります[2-5]。

さらに、噴霧法は清拭法に比べて効果が不確実です。噴霧法では、消毒対象物の全面に消毒薬を接触させることができにくいうえに、汚れの除去効果が期待できないからです。

したがって、**消毒薬の噴霧は望ましくありません**。インフルエンザやノロウイルス胃腸炎などの予防を目的とした消毒薬の噴霧は控えてください。

環境消毒には消毒薬による"清拭"で対処します。また、空気中の微生物対策は、換気やサージカルマスクの着用などで対応してください。

なお、消毒薬のうちアルコールは毒性が低いので、噴霧使用が可能です。ただし効果の観点から、アルコール噴霧後には清拭を行ってください（図1）。

〈引用文献〉
1. Centers for Disease Control and Prevention: Guideline for handwashing and hospital environmental control. Public Health Service 1985.
2. Daschner F, Schuster A. Disinfection and the prevention of infectious disease: no adverse effects?. Am J Infect Control 2004; 32(4): 224-225.
3. Purohit A, Kopferschmitt-Kubler MC, Moreau C, et al. Quarternary ammonium compounds and occupational asthma. Int Arch Occup Environ Health 2000; 73(6): 423-427.
4. Waclawski ER, McAlpine LG, Thomson NC. Occupational asthma in nurses caused by chlorhexidine and alcohol aerosols. Br Med J 1989; 298(6678): 929-930.
5. Deschamps D, Soler P, Rosenberg N, et al. Persistent asthma after inhalation of a mixture of sodium hypochlorite and hydrochloric acid. Chest 1994; 105(6): 1895-1896.

図1　アルコール噴霧後の対応

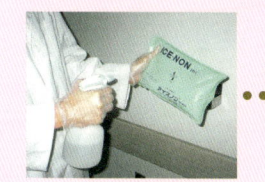

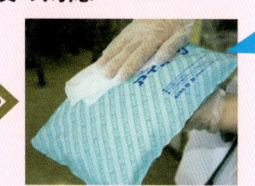

唯一、アルコールは噴霧可能。ただし、その後に清拭が必要

---

5. 消毒・滅菌

8 「燻蒸消毒（ホルマリン、オゾン、二酸化塩素）」はもう行わない

尾家重治

ホルマリンガスは粘膜刺激性を示すのみならず、マウスの鼻粘膜に発がん性を示します[1,2]。かつて汎用されていた**ホルマリン（ホルムアルデヒド）燻蒸は、もはや行ってはいけません**。室内のホルマリン燻蒸やホルマリンボックス（図1）の使用は厳禁です。

また、「燻蒸して室内を消毒する」といった方法は、ホルマリンのみならず他

図1　ホルマリンボックスの使用は厳禁

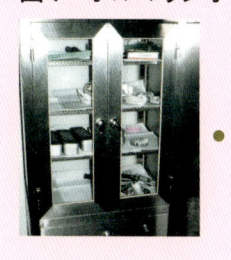

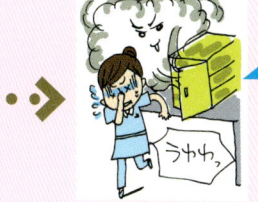

ホルマリンによる「粘膜刺激」「発がん性」が判明している

の化合物であっても、毒性の観点から望ましくありません。曝露による毒性が問題になるからです。

例えばオゾン（O_3）は強力な殺菌効果を示し、飲料水や下水の殺菌に用いられています。しかし、**室内消毒を目的としたオゾンガスの使用は勧められません**。オゾン燻蒸を行うと、オゾンガスを吸ってしまう可能性があるからです。有効濃度のオゾンガスは有害です（表1）[3-6]。また、オゾンガスには動物実験で発がん性が報告されています[3]。

なお、オゾンには脱臭効果はないことが判明しています[7]。すなわち、オゾンの刺激臭により、悪臭を感知できなくなるだけなのです。したがって、脱臭の目的でのオゾンの使用も控えてください。病室の脱臭にオゾンを用いてはいけません。また、オゾン脱臭機能つきのポータブルトイレの使用も避ける必要があります。

二酸化塩素による室内燻蒸も毒性の観点から望ましくありません[8]。"除菌"や"脱臭"をうたい文句に、多くの二酸化塩素の製品が発売されていますが、空気の"除菌"や"脱臭"は、換気やサージカルマスクの着用で対応してください。

表1　オゾンの有害作用

濃度	有害作用
>0.12ppm	● 眼刺激、視覚障害 ● 頭痛、めまい、不眠 ● 口やのどの乾燥感 ● 胸部の圧迫感や痛み ● 咳嗽
0.06〜0.12ppm	● 肺機能低下（深呼吸時に咳や胸部痛を伴う） ● アレルゲンや刺激物質に対する気道の高感受性

消毒有効濃度のオゾン（O_3）は有害

〈引用文献〉
1. Coldiron VR, Ward JB Jr, Trieff NM, et al. Occupational exposure to formaldehyde in a medical center autopsy service. J Occup Med 1983; 25(7): 544-548.
2. Moore RM Jr, Kaczmarek RG. Occupational hazards to health care workers: diverse, ill-defined, and not fully appreciated. Am J Infect Control 1990; 18(5): 316-327.
3. Boeniger MF. Use of ozone generating devices to improve indoor air quality. Am Ind Hyg Assoc J 1995; 56(6): 590-598.
4. Victorin K. Review of the genotoxicity of ozone. Mutation Res 1992; 277(3): 221-238.
5. Krishna MT, Mudway I, Kelly FJ, et al. Ozone, airways and allergic airways disease. Clin Exp Allergy 1995; 25(12): 1150-1158.
6. 独立行政法人国民生活センター：家庭用オゾン発生器の安全性（平成21年8月27日）．http://www.kokusen.go.jp/pdf/n-20090827_1.pdf（2014.8.1アクセス）
7. Boeniger MF. Use of ozone generating devices to improve indoor air quality. Am Ind Hyg Assoc, J 1995; 56(6): 590-598.
8. 独立行政法人国民生活センター：二酸化塩素による除菌をうたった商品－部屋等で使う据置タイプについて－（平成22年11月11日）．http://www.kokusen.go.jp/pdf/n-20101111_1.pdf（2014.8.1アクセス）

5. 消毒・滅菌

9　手荒れがあれば、「速乾性手指消毒薬」「石けん洗浄」は避ける

尾家重治

● "流水のみによる手洗い"も選択肢に入る

手指衛生法としては以下が挙げられます。
①速乾性手指消毒薬（擦式アルコール製剤）の使用
②流水と石けんによる手洗い
③流水のみによる手洗い

これらのうち、**速乾性手指消毒薬が最も推奨されている手指衛生法**です。その理由は、速乾性手指消毒薬が最も優れた効果を示すうえに、保湿剤含有製品では頻回使用でも手荒れが生じにくいという利点があるからです[1-3]。したがって、速乾性手指消毒薬は、MRSAなどの病原菌が付着したと推定される場合などでの第1選択の手指衛生法といえます。

ただし、アルコールにはもともと脱脂作用があるので、速乾性手指消毒薬の高度の頻回使用では手荒れが生じやすくなります。したがって、速乾性手指消毒薬の30回/日や50回/日などの高度の頻回使用

図1　手荒れが生じると、"動く感染源"になる

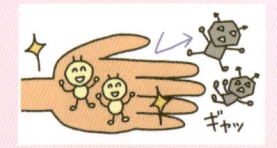

A　健康な手指	B　手荒れがある手指
常在（善玉）菌がいるので、一過性（悪玉）菌が棲みつけない	常在（善玉）菌が減少して、一過性（悪玉）菌が棲みつく

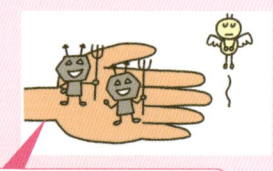

手荒れによる感染拡大のリスクが、より重要視されてきている

は避けるほうがよいでしょう。また、アルコールは刺激性を示します。手荒れや湿疹などの皮膚トラブルがある手指には、速乾性手指消毒薬の使用は控えてください。

一方、流水と石けんによる手洗いは、速乾性手指消毒薬ほどの効果は示さないものの、通常の手指衛生法として有用[4-6]です。特に、目に見える汚れの付着がある場合には、第1選択の手指衛生法です。ただし、手荒れのある場合は、流水と石けんによる手洗いも頻回に行うことは控えてください。

流水のみによる手洗いは、最も手荒れが生じにくい手指衛生法です。したがって、汚れの付着がなければ、4L/分以上などの十分な流水下での手洗いも、通常の手指衛生法として有用[7-12]です。

● なぜ"手荒れ防止"を優先しなければならないか

手荒れがあると、手洗いをしなくなったり、消毒薬が皮膚から吸収されやすくなるなどのデメリットがあります。また、手荒れの状態でB型肝炎ウイルス汚染血液などが付着した場合に、感染が成立する可能性が高まります。さらに、手荒れ部位に**MRSAなどの病原菌が棲みついて"動く感染源"になる**可能性もあります（図1）[13,14]。実際にNICUや産科医院などで、ナースの手指が"動くMRSA源"になった事例を経験しました。

手荒れの防止は重要です。「速乾性手指消毒薬」「流水と石けん」「流水のみ」、および「手袋」などを適切に使い分けてください。

〈引用文献〉
1. Rotter ML. Arguments for alcoholic hand disinfection. *J Hosp Infect* 2001;48 Suppl A:S4S8.
2. Suchomerl M, Rotter M. Ethanol in pre-surgical hand rubs : concentration and duration of application for achieving European Norm EN 12791. *J Hosp Infect* 2011;77(3):263-266.
3. Newman JL, Seits JC. Intermittent use of an antimicrobial hand gel for reducing soap-induced irritation of health care personnel. *Am J Infect Control* 1990;18(3):194-200.
4. Blech MF, Hartemann P, Paquin JL. Activity of non antiseptic soaps and ethanol for hand disinfection. *Zentralbl Bakteriol Mikrobiol Hyg B* 1985;181(6):496-512.
5. Lilly HA, Lowbury EJ. Transient skin flora : their removal by cleansing or disinfection in relation to their mode of deposition. *J Clin Pathol* 1978;31(10):919-922.
6. Huang Y, Oie S, Kamiya A. Comparative effectiveness of hand-cleansing agents for removing methicillin-resistant *Staphylococcus aureus* from experimentally contaminated fingertips. *Am J Infect Control* 1994;22(4):224-227.
7. Kolari PJ, Ojajärvi J, Lauharanta J, et al. Cleansing of hands with emulsion—a solution to skin problems of hospital staff?. *J Hosp Infect* 1989;13(4):377-386.
8. Lowbury EJ, Lilly HA, Bull JP. Disinfection of hands : removal of transist organisms. *Br Med J* 1964;2(5403):230-233.
9. Mittermayer H, Rotter M. Vergleich der wirkung von wasser, einigen detergentien und äthylalkohol auf die transiente flora der hände. *Zbl Bakt Hyg, I Abt Orig* 1975;B160:163-172.
10. Kolstad R, Crawford J, Ward W. Physical removal of transient microorganisms by Hibiclens®. *Adv Ther* 1985;2:96-103.
11. Dawson CR, Hanna L, Wood TR, et al. Adenovirus type 8 keratoconjunctivitis in the United States. III. Epidemiologic clinical, and microbiologic features. *Am J Ophthalmol* 1970;69(3):473-480.
12. Ojajärvi J. The importance of soap selection for routine hand hygiene in hospital. *J Hyg Camb* 1981;86(3):275-283.
13. Mutton KJ, Brady LM, Harkness JL. Serratia cross-infection in an intensive therapy unit. *J Hosp Infect* 1981;2(1):85-91.
14. Wenzel RP, Thompson RL, Landry SM, et al. Hospital-acquired infections in intensive care unit patients : an overview with emphasis on epidemics. *Infect Control* 1983;4:371-375.

---

5. 消毒・滅菌

10 分娩時の「外陰部消毒はいらない」

佐々木綾子

分娩時外陰部消毒とは、「産婦が分娩室へ入室し、分娩が近くなったころに、助産師が産婦の外陰部、会陰部、大腿内側、肛門周囲をポビドンヨード（イソジン®）、ベンザルコニウム塩化物（ヂアミトール®、オスバン®）などの消毒薬や微温湯で洗浄、清拭によって清潔にすること」をいいます（図1）。

外陰部消毒は助産学の教科書にも記載されている手技で[1]、目的は、新生児の感染予防、母体の子宮内や皮膚粘膜裂傷に対する感染予防です。

2007年に実施された調査では、図2[2]のように大半の施設で消毒薬が使用されていました。しかし、以下のような理由から、分娩時に消毒薬を使用した外陰部消毒が必要というエビデンスはないことがわかっています。

● 理由1
水道水と比較して効果がない

消毒薬の使用は**水道水と比較して効果がない**[3]というエビデンスがすでに出されています。その概要は、分娩時の外陰部消毒で、水道水とセトリミド（逆性石けん）／クロルヘキシジングルコン酸塩（ヒビテン®）の効果を比較した結果、産婦の発熱、抗生物質の使用、

外陰部の感染、外陰部裂傷の治癒について両群で差は認められないというものです。また、新生児の感染についても差はない[3]という結果でした。

● 理由2
分娩時の清潔野保持は困難である
消毒薬を用いて洗浄した場合でも、血液や分泌物、ときには便の排出により、外陰部は再度汚染されます。つまり、刻々と変化する分娩経過において、**厳密な清潔野を保持することは難しい**のです。

● 理由3
消毒薬による母児への悪影響
10名の健康な女性を対象に、「水道水」「ベンザルコニウム塩化物」「ポビドンヨード」の3種類の清拭法による外陰部消毒を行い、前後の細菌培養検査を実施した研究では、唯一ポビドンヨードに消毒効果がみられました。しかし一方で、常在菌叢を破壊する可能性が示唆されました。

つまり、ポビドンヨードによる消毒が、母児にとって必要な**正常細菌叢の均衡バランスを乱す**ことにつながり、感染症の原因となる菌の異常増殖を招く可能性が考えられました[3]。

以上のことから、消毒薬を使用する必要はなく、分娩終了後、ガーゼや綿花で外陰部の血液を拭き取るのと同じように、分娩前も便などの目立った汚れがある場合のみ、分娩室内の水道水（微温湯）で拭き取るというケアで十分[1]と考えられています。

分娩時の「外陰部消毒はいらない」のです。エビデンスのないケアを今日から見直しましょう。

〈引用文献〉
1. 瀬戸知恵：分娩時の外陰部消毒のあり方 水道水を用いた方法の効果と提言．特集 感染対策をどうしていますか 正常妊産婦・新生児の院内感染管理，助産雑誌 2011；65(12)：1061-1066．
2. 瀬戸知恵，出邊美智子，佐々木綾子：産婦のQOL向上を目指した分娩時の外陰部消毒に関する基礎的研究―わが国の外陰部消毒の実態とその関連因子．日本母性看護学会誌 2009；9(1)：9-18．
3. 日本助産学会：エビデンスに基づく助産ガイドラインー分娩期．日本助産学会誌 2012：33．

図1　分娩時外陰部消毒

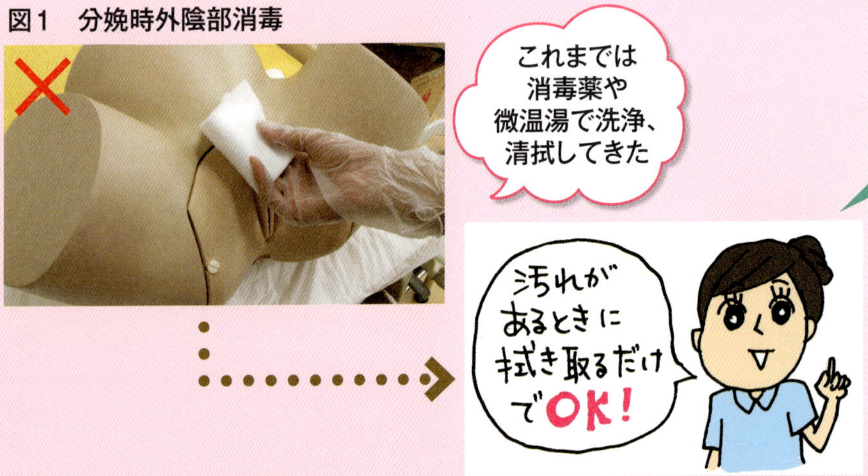

これまでは消毒薬や微温湯で洗浄、清拭してきた

汚れがあるときに拭き取るだけでOK！

行わないことによるメリット
① 陣痛に苦しむ産婦の体位を固定する必要がなくなる
② 消毒薬使用による母児への影響がなくなり、母児に優しいケアにつながる
③ 助産師の手順が簡便になることで、産婦のケアにより集中しやすくなる
④ 不必要な消毒薬の使用も減らすことができ、病院の経営にもわずかながらよい影響をもたらす

図2　分娩時外陰部消毒の現状

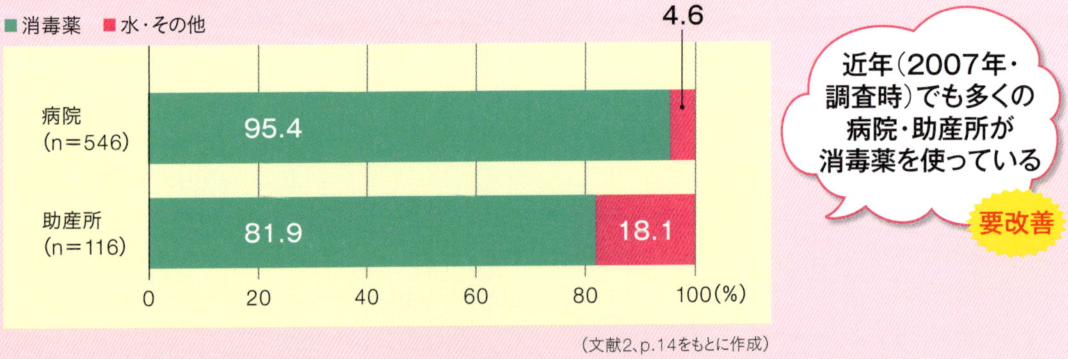

■ 消毒薬　■ 水・その他

	消毒薬	水・その他
病院（n=546）	95.4	4.6
助産所（n=116）	81.9	18.1

近年（2007年・調査時）でも多くの病院・助産所が消毒薬を使っている

要改善

（文献2、p.14をもとに作成）

6 救急ケア

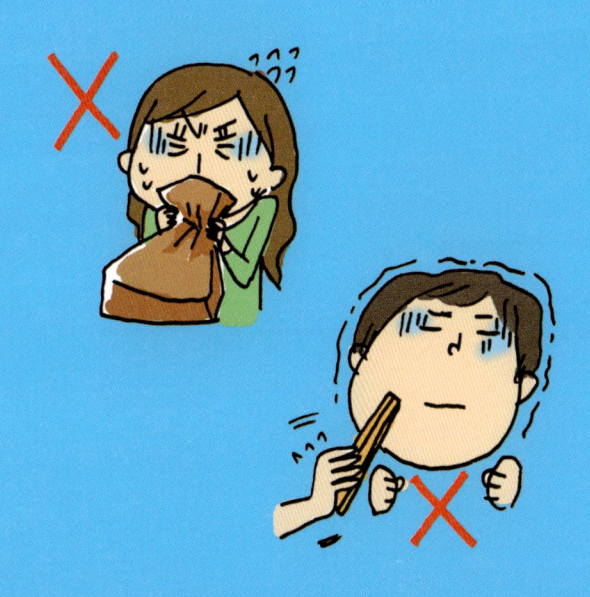

6. 救急ケア

1 過呼吸時に「紙袋で口元を覆わない」

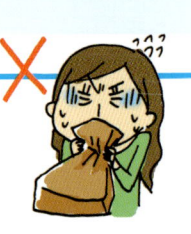

上山裕二

呼吸数が多くなって手の先がしびれてくる、過換気症候群。これまでは紙袋を口に当てる「ペーパーバッグ法」が行われていましたが、現在は否定されています。

理由は、もし表1[1]のような他の器質的疾患が過換気の原因であれば、この方法をとることで**低酸素に陥り、生命予後に影響を与えてしまう可能性がある**からです。また、これら器質的疾患の治療に薬剤を使用して過換気後に低換気が急激に起こると、低酸素に対する換気応答性や呼吸困難感が低下しているため、さらに低酸素に陥る危険があります。

過換気症候群の治療で大切なことは、血中二酸化炭素濃度を上げることではなく、**患者の心理的ストレスを緩和すること**です。

具体的な治療法は、まず落ち着かせることです。静かに優しく支持的態度で接し、生命に危険がないことを説明します。腹式呼吸でゆっくりと息を吸い、息こらえをしたあと、息をゆっくりと吐くよう指導します。

ゆっくり話をしてもらうのも有効です。というのも、「声を出し続けること」はすなわち「息を吐き続けること」なので、呼吸数は自然と少なくなってくるからです。

もし10分程度経っても過換気状態が治まらないようであれば、ジアゼパム（セルシン®）による薬物療法も効果的です。

患者にゆっくり呼吸をしてもらうよう優しく説明することで呼吸数は落ち着くことが多く、あえて危険なペーパーバッグ法を行う必要はないのです。

〈引用文献〉
1. 溝辺倫子, 上山裕二：いざというとき慌てない！マイナーエマージェンシー こんなときどうする？（第5回）過換気症候群疑いの患者さんが来たら…. レジデントノート 2012；14(7)：1366-1371.

表1 過換気症候群に間違われやすい重篤な病態

呼吸数が増加するメカニズム	疾患名
疼痛、発熱や交感神経亢進による呼吸数増加	●大動脈解離　●骨折　●熱中症 ●急性心筋梗塞　●甲状腺機能亢進症　●セロトニン中毒 ●急性腹症　●薬物中毒（アンフェタミン中毒など）　など ●感染症
呼吸中枢障害による呼吸数増加	●脳血管疾患（脳出血、脳梗塞、クモ膜下出血） ●肝不全
低酸素に対する代償で呼吸数増加	●急性呼吸不全（気管支喘息、肺炎など） ●急性心不全 ●肺塞栓症　など
代謝性アシドーシスに対する代償性過換気	●糖尿病性ケトアシドーシス ●敗血症　など
呼吸筋麻痺による換気量低下に対する代償で呼吸数増加	●ギラン-バレー症候群 ●ALS（筋萎縮性側索硬化症）、重症筋無力症　など

（文献1より引用）

これらが過換気の原因の場合、「ペーパーバッグ法」は危険！

6. 救急ケア

2 てんかん発作のときに、「ものを入れて舌を守らない」

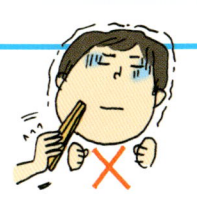

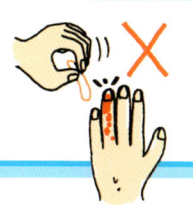

上山裕二

てんかん発作に遭遇したら、口の中にものを入れて舌を咬むのを防ぐ、という迷信。これは日本だけのものではなく全世界共通のようです。「けいれんのとき、けっして余計なものを口の中に入れないようにしましょう」というのは、世界中のてんかん専門医が必ず口にする注意事項です。

てんかん発作によるけいれんでは、筋緊張していることが多く、歯をくいしばって「イーッ」としていることが多く見られます。そのようなけいれんの最中に口を開けるのは至難の業で、ましてやその状況で口の中に割り箸やスプーンを入れることなどほぼ不可能です。むりやり口をこじ開けたりしていると指を咬まれたり、また割り箸やスプーンをむりやり突っ込もうとすると、**口腔粘膜を傷つけ出血させたり、舌をのどの奥に追いやって窒息させてしまう危険性**があります。

確かに舌を咬むことはあります。しかし、**舌咬傷はけいれん発作が始まった直後が多く、何か処置をしようとしても間に合わないことがほとんど**です。

てんかん発作時に行うことを**図1**に示しました。たいていは数十秒〜数分以内に発作が治まります。

> 発作はたいてい数十秒〜数分以内で治まる

図1　てんかん発作時の対応

時計を見て発症時刻を確認
↓
呼吸が止まりそうなら、下顎を持ち上げ気道確保（可能であれば酸素投与を行う）
↓
安全なところに寝かせ、衣服がきつそうであれば緩める
↓
吐物で窒息しないよう、回復体位にする

側臥位にする／顔を横に向ける

---

6. 救急ケア

3 指先の出血時「駆血は行わない」

上山裕二

指先を包丁で切るなどして出血した場合、輪ゴムなどで根元をきつく縛って駆血することで止血する、という方法──。この方法は、止血効果以上に重大な合併症を引き起こす危険性をはらんでいます。

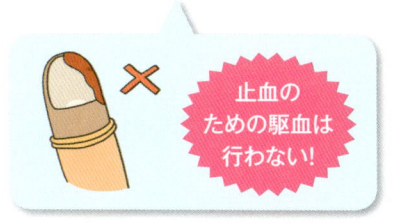

傷口より心臓に近い動脈（止血点）を手や指で圧迫して血液の流れを止めて止血する方法（間接圧迫止血）は、非常に難しく、また合併症もあるため推奨されません。

例えば指の根元を輪ゴムなどで強く縛り長時間放置すると、**末梢側はうっ血し、縛ったところから先の組織が壊死**してしまいます。また**神経を圧迫することで神経障害を残す可能性もあります**。場合によっては皮膚潰瘍を形成することもあります。

そもそも止血しようと思えば、破れている血管の壁を圧迫し血管外へ血液が流れ出るのを止めればいいわけで、そのためには血管の破れているところ、つまり出血している部位そのものをガーゼなどで圧迫するだけで、ほとんどの場合は5分以内に止まります（直接圧迫止血）。

たとえドクドクと出血する動脈性出血の場合でも、同じく出血している部位を動脈圧（血圧）より強く圧迫すれば、と

> 止血のための駆血は行わない！

りあえずの止血が得られます。血圧より強い力といってもそんなに強くありません。可能であれば、心臓より高い位置まで手を挙げると血流が弱まり指先の血圧が下がるので、なおよいでしょう。

6. 救急ケア
4 鼻血のときに、「首のうしろを叩かない」

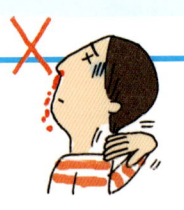

上山裕二

　後頸部を手刀で"空手チョップ"のように叩くと鼻血が止まる、という民間療法はけっこう広まっているようですね。後頸部には生命維持に重要な延髄があり、脳に血液を送る重要な動脈（椎骨動脈）も走っています。また、後頸部を力いっぱい叩くことで頭蓋内の脳が揺れます。

　鼻出血に対する民間療法にはほかにも、上を向く、鼻孔の中にティッシュを詰めるという方法がよく聞かれます。このとき上を向くことで血液が気管に入れば、誤嚥や窒息の危険性も出現します。また血液を飲み込むと嘔気が出現し、嘔吐を誘発してしまいます。そのほか、鼻孔の中にティッシュを詰めるという方法では圧迫効果は弱いために出血が止まらず、加えて前が塞がれるためにうしろに血液が流れてしまい、後咽頭で血餅となり窒息を起こす危険があります。またティッシュの出し入れでかえって鼻の粘膜を傷つける可能性が高いので、やめたほうがよいでしょう。

　鼻出血の90％以上は、キーゼルバッハ部位からの出血です（図1）。ここは血管が豊富で、かつ浅い部位にあるため鼻出血の好発部位です。**鼻出血の治療では、この部分を圧迫止血することが一番重要かつ簡単**です（図2）。

数分～10分程度つまんで経過をみればたいてい止まります。もう後頸部を叩かないでくださいね。

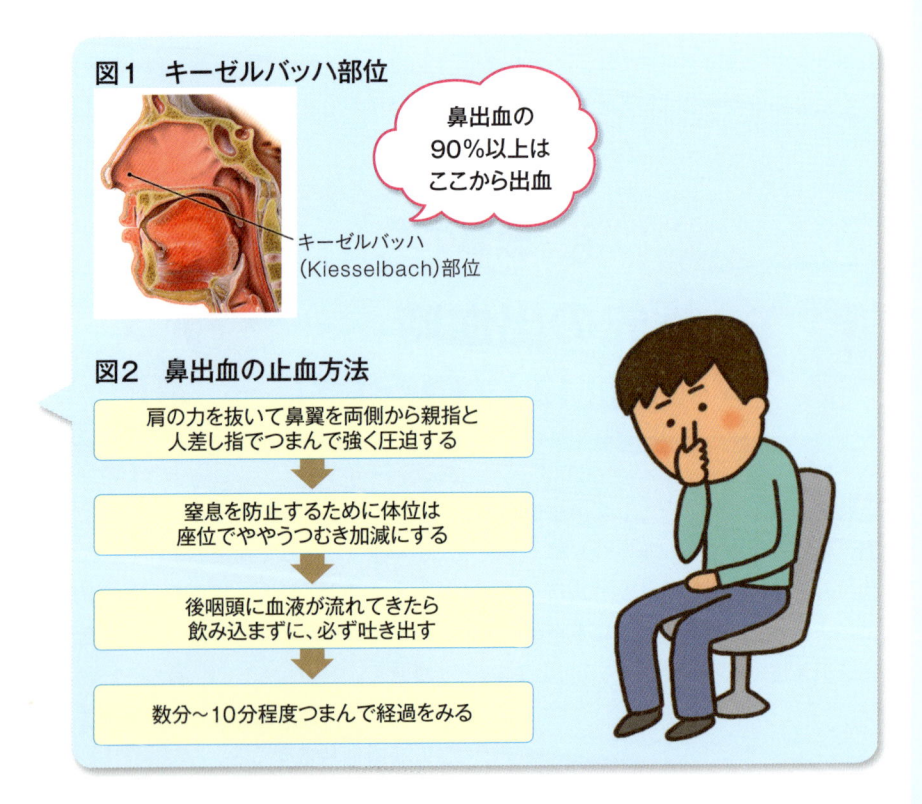

図1　キーゼルバッハ部位

鼻出血の90％以上はここから出血

キーゼルバッハ（Kiesselbach）部位

図2　鼻出血の止血方法

- 肩の力を抜いて鼻翼を両側から親指と人差し指でつまんで強く圧迫する
- 窒息を防止するために体位は座位でややうつむき加減にする
- 後咽頭に血液が流れてきたら飲み込まずに、必ず吐き出す
- 数分～10分程度つまんで経過をみる

6. 救急ケア

5 心肺蘇生時、「見る・聞く・感じる」の順では行わない

永田文子

　米国心臓協会（American Heart Association；AHA）は5年毎に心肺蘇生のガイドラインを見直していて、現在の最新版は2010年版です[1]。

　このガイドラインの一次救命処置（basic life support；BLS）では、倒れている人を発見したら「見る・聞く・感じる」のA（気道）→B（呼吸）→C（胸骨圧迫）の順ではなく、**C（胸骨圧迫）→A（気道）→B（呼吸）に変更になり、胸骨圧迫の重要性が強調**されています。

　これは、一次救命の場合はバイスタンダー（居合わせた人）による気道の確保や人工呼吸は難しいこと、また他者へ直接口をつけることに対する抵抗感が胸骨圧迫を含む救命処置実施の妨げになっていることを考慮したといわれています。

　また、なぜ胸骨圧迫が優先されるかというと、以下のことがエビデンスとして明らかになってきたからです[2]。

- 胸骨圧迫の深さが深くなればなるほど、心停止後の転帰が改善した
- 胸骨圧迫の中断時間が短ければ短いほど、転帰が良好であった
- 胸骨圧迫のみのCPR（cardiopulmonary resuscitation；心肺蘇生）と人工呼吸つきのCPRを比較した場合の神経学的転帰は同程度だった

　よって現在のガイドラインでは、「息をしているかを見て、聞いて、感じる」はBLSアルゴリズムから削除され、**反応のない傷病者が「呼吸をして**

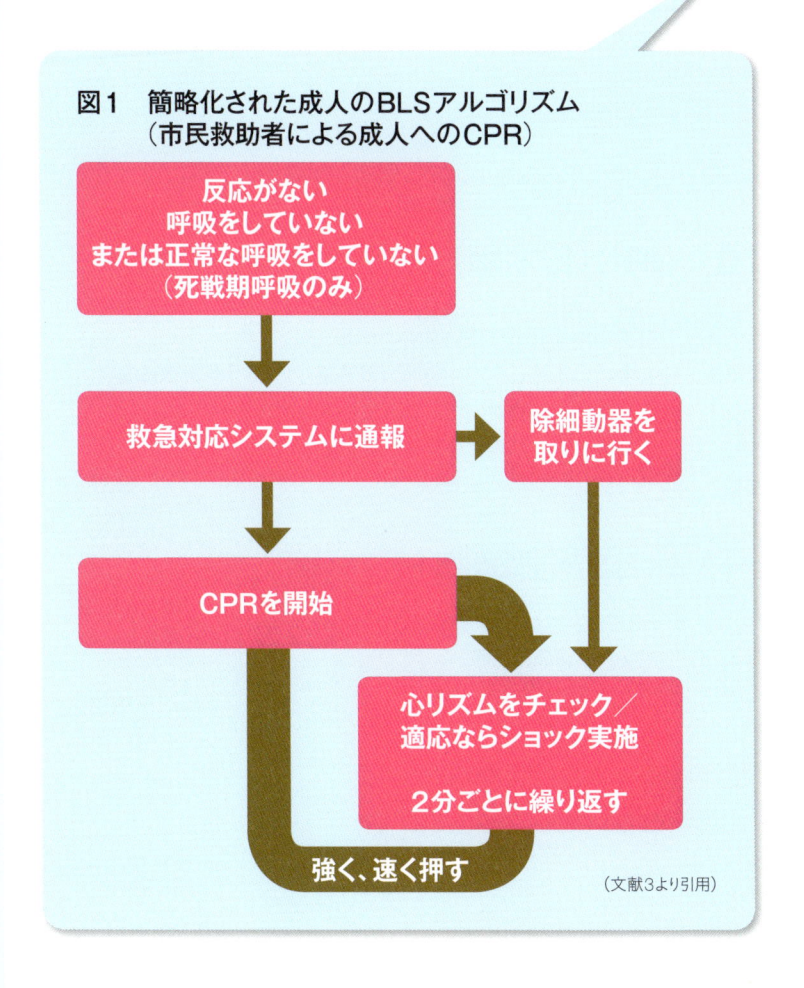

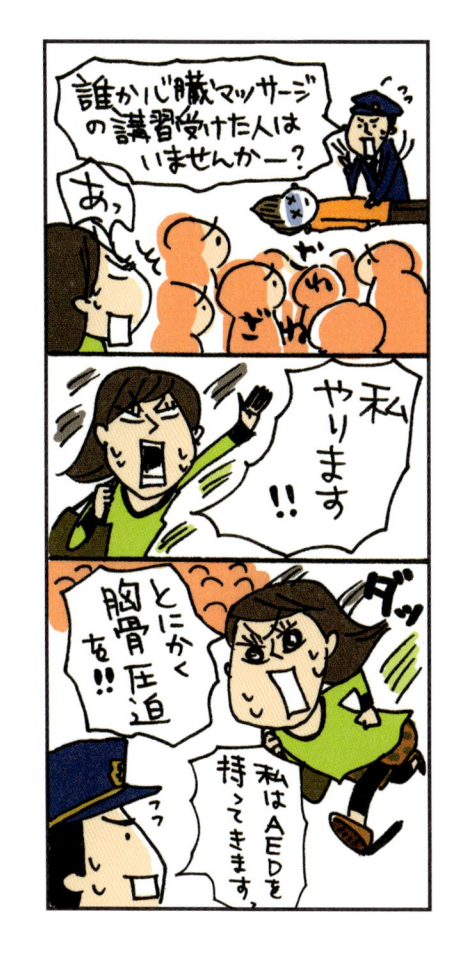

図1　簡略化された成人のBLSアルゴリズム（市民救助者による成人へのCPR）

反応がない
呼吸をしていない
または正常な呼吸をしていない
（死戦期呼吸のみ）
↓
救急対応システムに通報 → 除細動器を取りに行く
↓
CPRを開始
強く、速く押す
↓
心リズムをチェック／適応ならショック実施
2分ごとに繰り返す

（文献3より引用）

いないか死戦期呼吸のみ」であればすぐに胸骨圧迫を行うようになっています（**図1**）。

ただし、医療従事者が行う場合は、脳卒中などの反応がない傷病者への手順として、気道を確保することを優先したうえで呼吸の確認を行うこととしています。

〈引用文献〉
1. Berg RA, Hemphill R, Abella BS,et al. Part 5: Adult Basic Life Support: 2010 American Heart Association Guidelines for Cardiopulmonary Resuscitation and Emergency Cardiovascular Care.*Circulation* 2010；122（18 suppl 3）：s685-s705.
2. 石見拓：G2010における「胸骨圧迫」にかかわるトピックス．救急医学 2012；36（12）：1624-1628.
3. アメリカ心臓協会：『アメリカ心臓協会 心肺蘇生と救急心血管治療のためのガイドライン2010（2010 American Heart Association Guidelines for CPR and ECC）』のハイライト（日本語訳版）．http://eccjapan.heart.org/pdf/ECC_Guidelines_Highlights_2010JP.pdf（2014.8.1アクセス）

〈参考文献〉
1. 卯野木健：呼吸がない患者をみたら、まず胸骨圧迫を行う．人工呼吸が最初ではない．エキスパートナース 2012；28（4）：28-29.

コラム

AHA心肺蘇生ガイドライン（2010）、JRC（日本版）ガイドライン（2010）

AHAによる『心肺蘇生と救急心血管治療のためのガイドライン2010』[1]に代表される心肺蘇生ガイドラインは、これまでもAHAやERC（ヨーロッパ蘇生協議会）から発表されていましたが、2005年より国際コンセンサス（CoSTR）に基づき、加盟各国・地域がそれぞれの実情に合わせて改訂する形式をとっています。

その日本版として、『JRC（日本版）ガイドライン2010』[2]が日本救急医療財団と日本蘇生協議会のガイドライン作成合同委員会より現在公開されています。

■『JRC（日本版）ガイドライン2010』でのBLS（一次救命処置）の主なポイント

1. AHA版と同様、「最初の2回の人工呼吸」は不要。ただし、医療環境においてはバッグ・バルブ・マスクやフェイスマスクが手元に届き次第、**胸骨圧迫：人工呼吸を30：2**の比で行う
2. 胸骨圧迫の手技は、**少なくとも5cmの深さで、少なくとも100回/分のテンポで実施する**
3. 医療従事者の場合、**意識のない人を発見したらまず呼吸確認→気道確保**と従来通りの順番で実施する

（文献2を参考に作成）

〈参考文献〉
1. アメリカ心臓協会：『アメリカ心臓協会 心肺蘇生と救急心血管治療のためのガイドライン2010（2010 American Heart Association Guidelines for CPR and ECC）のハイライト（日本語訳版）．http://eccjapan.heart.org/pdf/ECC_Guidelines_Highlights_2010JP.pdf（2014.8.1アクセス）
2. 日本救急医療財団，日本蘇生協議会 ガイドライン作成合同委員会：JRC（日本版）ガイドライン2010．http://www.qqzaidan.jp/jrc2010_kakutei.html（2014.8.1アクセス）

7 急性期ケア

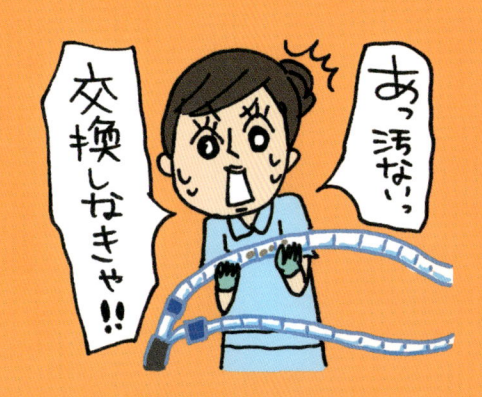

7. 急性期ケア

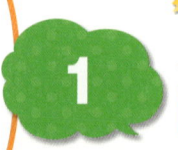

1 人工呼吸器回路、「定期的な交換は行わない」

笹井知子

●定期的な交換のほうがかえって悪影響を与える

「人工呼吸器の定期回路交換」は、VAP（ventilator associated pneumonia；人工呼吸器関連肺炎）[*1]の"リスク因子"の1つとして、米国疾病管理予防センター（Centers for Disease Control and Prevention；CDC）『医療関連肺炎予防ガイドライン』[1]において指摘されました。

同ガイドラインの中で、人工呼吸器の回路交換の時期とVAP発生のリスクを扱った研究として、以下のような結果が紹介されています。

● 24時間毎よりも、48時間毎の交換のほうが回路内蛇管の汚染の増加が少なかった

● 肺炎のリスクは回路交換の間隔が48時間を超えても増加しない

● 回路が目で見て汚れていない限り、無期限に回路を交換しなかった患者における肺炎発生のリスクは、定期的に7日毎に回路を交換した患者よりも高くなかった

● 2日毎に回路を交換された患者は、回路を7日毎に交換された患者と比べてVAP発生リスクが3倍以上であった

これらが示すのは、**定期的な回路交換がVAP発生のリスクとなる**ということです。

この結果から、「使用時間をもとに定期的に回路を交換する」とされた以前のCDCの勧告から、「**回路の汚染が"見える"または"わかった"ときに回路を交換する**」とされるべきことが示唆されました。また、副次的な効果として、定期的な回路交換を実施しないことが、物品と人件費を節約できると

表1 回路交換の実施方法

（1）回路は、患者毎に交換する

（2）回路は、目に見える汚れや破損がある場合に交換する

（3）定期的な回路交換を禁止するものではないが、7日未満での交換は推奨しない

（4）回路内にたまった水滴は、発見したとき、あるいは体位交換前に無菌的な手技で除去する

（文献2より引用）

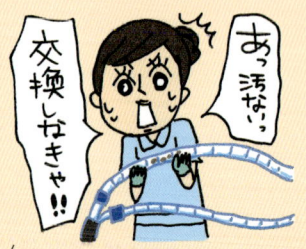

> 目に見える汚れがあったら交換!

> 日本集中治療医学会の基準（VAP予防バンドル）では、「7日未満での交換は推奨しない」とされる

いう利点も示されています。

●最適な交換頻度は、現在のところ不明

ただしこれらの研究結果は"定期的交換をしなければVAPが発生しない"ということではありません。定期的な回路交換を中止することは危険ともいえます。

――といっても、「回路の汚染が見えたときの交換」以外に、交換の最適頻度について一定の見解は得られていません。例えば急性期の一時的な人工呼吸器装着であれば回路交換は不要かもしれませんが、数か月・数年単位で装着する場合は、ある程度定期的な交換は必要になってくると思います。

日本集中治療医学会のVAP予防バンドル[2]では「人工呼吸器回路を頻回に交換しない」「定期的な回路交換はVAPの発生率を高くする」という点から、回路交換の方法として**表1**を挙げています。

VAPの予防対策を怠ることは原疾患の治療を困難にするのみならず、患者予後へと直結する可能性が高く、VAP合併患者の死亡率は高いことが報告されています。また、入院日数やICU滞在日数が延長するため、医療経済の負担への影響が大きくなることも指摘されています。ガイドラインを参考に、施設によって回路交換の時期を検討するとよいでしょう。

また、人工鼻や閉鎖式吸引カテーテルなど回路に接続する物品にはメーカー推奨の交換時期があるように、回路自体にメーカー推奨の交換時期があるのか確認も必要です。

〈引用文献〉
1. CDC. Guidelines for Preventing Health-Care-Associated Pneumonia, 2003: Recommendations of CDC and the Healthcare Infection Control Practices Advisory Committee. MMWR Recomm Rep 2004；53（RR03）：1-36.
http://www.cdc.gov/mmwr/preview/mmwrhtml/rr5303a1.htm（2014.8.1アクセス）
2. 日本集中治療医学会 ICU機能評価委員会 編：人工呼吸関連肺炎予防バンドル 2010改訂版.
http://www.jsicm.org/pdf/2010VAP.pdf（2014.8.1アクセス）

*1【VAP】＝入院時や気管挿管時に肺炎がなく、気管挿管による人工呼吸管理開始後48時間以降に発症する肺炎と定義される。

7. 急性期ケア

2 肺炎予防のための「ネブライザーは行わない」

網中眞由美

ネブライザーは、エアロゾル化した薬液や水分の粒子を経気道的に投与し、喀痰の喀出の促進や気道狭窄の改善を目的とするもので、肺炎予防を目的に用いる器具ではありません。むしろ不適切に管理されたネブライザーや吸入液の使用により、**微生物を含んだエアロゾルが下気道に到達することで医療関連肺炎の原因となります**[1-3]。

汚染防止策として、CDCの『医療関連肺炎予防ガイドライン』[4]において、**表1**の内容を推奨しています。

なお、去痰目的で生理食塩水や蒸留水をネブライザーでエアロゾルとして間欠的または連続で用いても、その有効性は立証されていません。したがって、粘性の高い痰に対して生理食塩水や蒸留水をネブライザーを使用して吸入して、痰がやわらかくなるというエビデンスはありません[5]。

表1 ネブライザーを行う場合の感染予防策

- 同一患者に使用のあいだでも洗浄、消毒、滅菌水でのすすぎ（すすぎが必要な場合）を行い、乾燥させる
- ネブライザーには滅菌された液体のみを使用し、無菌的にネブライザーに分入する
- 可能であれば単回投与バイアルの吸入液を使用する

（文献4より抜粋）

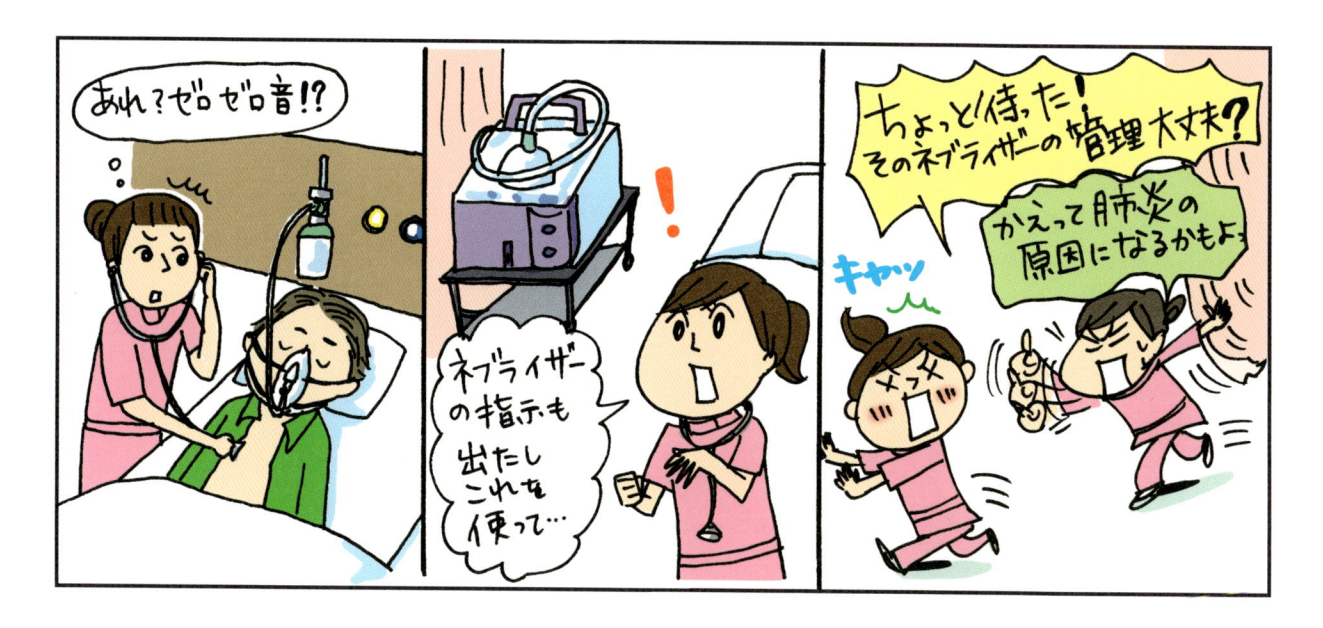

> 汚染された状態で用いると、むしろ医療関連感染肺炎の原因に

〈引用文献〉
1. Ramsey AH, Skonieczny P, Coolidge DT, et al. *Burkholderia cepacia* lower respiratory tract infection associated with exposure to a respiratory therapist. *Infect Control Hosp Epidemiol* 2001；22(7)：423-426.
2. Cobben NA, Drent M, Jonkers M, et al. Outbreak of severe *Pseudomonas aeruginosa* respiratory infections due to contaminated nebulizers. *J Hosp Infect* 1996；33(1)：63-70.
3. 滝川圭一,藤田次郎,根ヶ山清,他：免疫抑制患者におけるネブライザー嘴管を介したPseudomonas cepacia. 呼吸器院内感染,感染症学雑誌 1993；67(11)：1115-1125.
4. CDC. Guidelines for Preventing Health-Care--Associated Pneumonia, 2003：Recommendations of CDC and the Healthcare Infection Control Practices Advisory Committee. *MMWR Recomm Rep* 2004；53(RR03)：1-36. http://www.cdc.gov/mmwr/preview/mmwrhtml/rr5303a1.htm(2014.8.1アクセス)
5. Kallstrom TJ. AARC clinical practice guideline. bland aerosol administration—2003 revision & update. *Respir Care* 2003；48(5)：529-533.

7. 急性期ケア

3 背部クーリングには「解熱効果は少ない」

平山祐子

背部クーリングは、高熱患者の多いICU病棟などで行われてきました。広範囲をクーリングできるため、高い解熱効果があると考えられてきたようです。

しかし実際には、**背部クーリングによる解熱効果はほとんど期待できません**[1]。解熱を目的としたクーリングでは、体表面で太い動脈が走行している部位を冷やし、血管内の血液温度を下げることで体温を降下させようとします。しかし、背部の体表面には太い動脈はないため、この原理からいうと、背部クーリングによる解熱効果はないといえます。

むしろ自力で体位変換できない患者の背部に氷枕や保冷剤を当てることによる**褥瘡のリスクや、同一部位を長時間冷やすことによる凍傷のリスク**も懸念されます。

また、近年の研究[2,3]では"クーリングの解熱効果そのもの"も再検討されつつあります。生理的に発生した術後熱などに対して積極的に解熱処置を行うことは、患者死亡率を増加させる可能性があるという見解[4]があります。心肺停止時に脳の機能を保護するため、氷嚢やブランケットを利用して行われる低体温療法は推奨されており[5,6]、より効率的な機器の開発がすすめられています[7]。

図1 クーリングの効果・目的

クーリングの解熱効果そのものにも疑問が生じている

① **皮膚感覚**
- 体表面温度の低下 → 安楽

② **筋・神経**
- 神経鈍麻 → 鎮痛・鎮静

③ **循環器**
- 表在血管の収縮に伴う血液量の低下 → 炎症化膿の抑制、止血
- 表在血管内の血液温度の低下 → 解熱

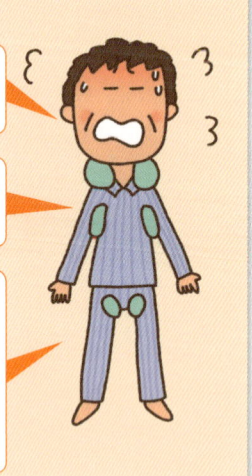

ただし、患者の安楽も、クーリングの効果の1つです（図1）。たとえ体温が下がらなくても、患者がクーリングを気持ちよいと感じることは多いでしょう。

クーリングの目的と患者のADL（activities of daily living；日常生活動作）を考慮したケアが求められます。

〈引用文献〉
1. 田中千里,渡辺嘉如,酒井千晶,他：冷罨法の部位による解熱効果の比較検討～頚部冷罨法の考察～. 川崎市立川崎病院看護研究集録 2004；58：27-30.
2. 安永さゆり,萩田絢子,大東美佐子,他：冷罨法による冷却効果の検討. 香川労災病院雑誌 2007；13：89-91.
3. 工藤由紀子：看護における複数クーリングの現状と課題. 日本看護研究学会雑誌 2011；34(2)：143-149.
4. 江木盛時,西村匡司,森田 潔：重症患者における発熱と解熱処置に関するsystematic review. 日本集中治療医学会誌 2011；18(1)：25-32.
5. アメリカ心臓協会：アメリカ心臓協会 心肺蘇生と救急心血管治療のためのガイドライン2010(2010 American Heart Association Guidelines for CPR and ECC)のハイライト, 2010. http://eccjapan.heart.org/pdf/ECC_Guidelines_Highlights_2010JP.pdf. (2014.8.1アクセス)
6. 日本救急医療財団、日本蘇生協議会ガイドライン作成合同委員：JRC(日本版)ガイドライン2010, (確定版)第6章神経蘇生. http://www.qqzaidan.jp/pdf_5/guideline6_Neuro_kakutei.pdf. (2014.8.1アクセス)
7. 大研医器株式会社：～心肺停止患者の脳を冷却する医療機器～世界初の体温調節装置システム「クーデックアイクール」製造販売承認取得のお知らせ. http://prw.kyodonews.jp/prwfile/release/M102471/201402258551/_prw_PR16fl_tu6kLeps.pdf. (2014.8.1アクセス)

〈参考文献〉
1. 志自岐康子, 松尾ミヨ子, 習田明裕 編：ナーシング・グラフィカ基礎看護学③基礎看護技術(第4版). メディカ出版, 大阪, 2013.

8 ドレーン管理

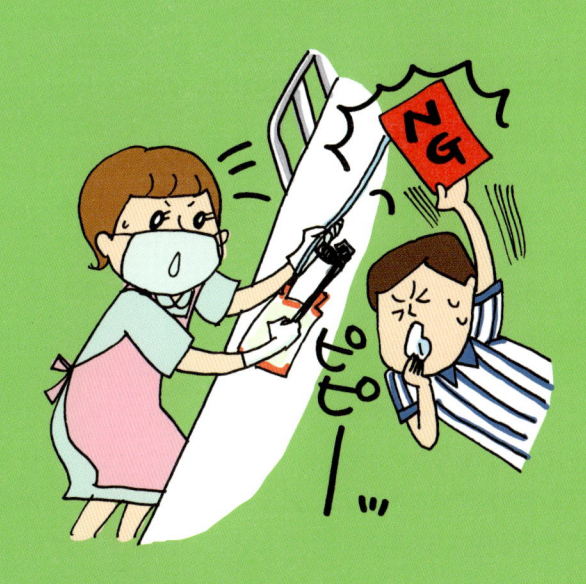

8. ドレーン管理

1 尿道留置カテーテルの挿入時に「鑷子で持たない」

松﨑和代

　尿道留置カテーテルには現在、カテーテルの表面に尿道粘膜への刺激軽減を目的にシリコンや親水性素材をコーティングした製品や、菌の増殖を抑制する目的からシルバーコーティング処理をした製品などがあります。

　コーティングされた尿道留置カテーテルの添付文書には、カテーテルを損傷する危険性があることから「バルーン及びシャフト部分を鉗子等で把持しないこと」[1]、「バルーンはピンセット、鉗子などで把持しないこと」[2]といった禁忌・禁止事項が書かれています。

　これは、鑷子で把持することによりカテーテルを損傷すると、バルーンが破れてカテーテルが抜けてしまう、あるいはバルーンが収縮せず抜去できなくなる恐れがあるからです。また、コーティング効果を損ね、カテーテルのなめらかな表面が傷つき、細菌が付着しやすい状態になってしまいます。

　よって尿道留置カテーテルの挿入時には、**鑷子を使用せず、滅菌手袋を装着した利き手でカテーテルを持ち、挿入します**。滅菌手袋を装着すれば、カテーテルを手で持っても問題はありません。手（滅菌手袋を装着）のほうが鑷子使用時に比べてカテーテルを持ちやすく、挿入もしやすくなります。また、カテーテル挿入時の抵抗なども微細に感じることができます。

　さらに、尿道留置カテーテルの無菌操作をしやすくするために、閉鎖式尿道留置カテーテルが用いられ、カテーテル留置に必要な潤滑剤や固定水、鑷子、滅菌手袋などを無菌的セット（図1）[3]されたものが使用されるようになってきています。

　この場合、**セット化されている鑷子は、陰部の消毒を行う際に消毒薬を浸した綿球を持つのに使います**。消毒の際に、女性患者の場合は陰唇を開いた状態で、男性患者の場合は尿道口を露出させたまま陰部を保持し、滅菌手袋を装着した利き手を清潔に

図1　閉鎖式尿道留置カテーテルのセットの例

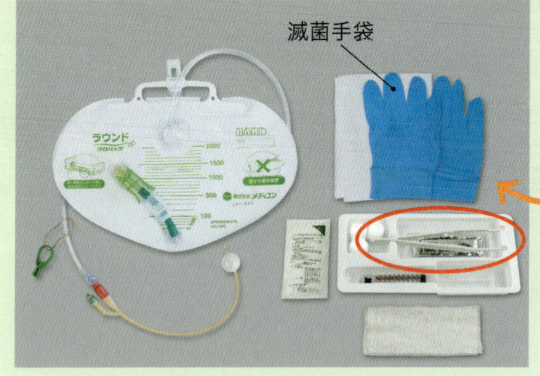

● トレイ型閉鎖式導尿システム「バードI.C.シルバーフォーリートレイB（ラウンドウロバッグ）」（株式会社メディコン）

> この鑷子は、陰部の消毒時の綿球を持つのに使用する

> 消毒薬の開封など両手を要する作業は、この時点で済ませておく

表1　利き手を清潔に保つコツ（右利きの場合）

	左手	右手	動作内容
① 患者の準備、環境整備	手袋未装着		● 手指衛生と、患者の準備を行う。また、滅菌セットを患者の近くに配置する
② 物品準備	清潔	清潔	● 左手・右手：付属の消毒薬を容器にあけ、綿球を浸す。また、カテーテル挿入用の水溶性潤滑剤も容器にあけて用意しておく
③ 消毒	不潔	清潔	● 左手：女性患者の場合は陰唇を開いた状態で、男性患者の場合は尿道口を露出させたまま陰部を保持する ● 右手：付属の鑷子で綿球を持ち、外尿道口周辺を消毒する
④ 挿入	不潔	清潔	● 左手：③の状態を保つ ● 右手：カテーテルに水溶性潤滑剤を塗布して、挿入する

🟦…清潔　🟥…不潔

76

保ち挿入します(**表1**)。

このように尿道留置カテーテルでは、挿入時に鑷子を使用しないようにします。

ただし、一時導尿の場合は鑷子を使用しても大丈夫です。一時導尿に使用されるカテーテルにはバルーンが付いてなく、そのつど挿入・抜去されるためコーティング効果の損傷を危惧することもないので、カテーテルを鑷子で持っても問題ありません。

〈引用文献〉
1. 株式会社メディコン：バード バイオキャス フォーリーカテーテル・添付文書. 2008年8月1日改訂(新様式第5版).
2. 東レ・メディカル株式会社：シリコーンエラストマー・フォーリーカテーテルⅡ・添付文書. 2008年10月14日(第2版).
3. 株式会社メディコン：バードI.C.シルバーフォーリートレイB・添付文書. 2011年10月12日作成(第1版).

8. ドレーン管理

2 開放式ドレナージの先端を「水につけておかない」

大江理英

> 1枚の滅菌パウチで、3〜5日間排液を管理できる

以前は、胃管を挿入している場合、先端を滅菌水につけるなどしてサイフォンの原理[*1]を用いて「開放式ドレナージ」を行うことがありました。しかし滅菌水であっても、排液側のドレーン先端が水に触れていることは、**長時間の水の留置により細菌が繁殖し、逆行性感染を引き起こしかねません**。またサイフォンの原理で考えると、"胃管の先端が胃液内に留置されている"条件を満たさなければドレナージ効果は見込めません。

ドレーンの挿入は、皮膚のバリア機能を破り、無菌であるはずの体腔や臓器と体外がつながっている状態です。米国疾病管理予防センター(Centers for Disease Control and Prevention；CDC)のガイドラインでは、ドレーンはルーチンに留置せず、必要な場合は「閉鎖式吸引ドレーン」を使用し、できるだけ早期に抜去することが推奨されています。

あるいは開放式ドレーンを用いる場合であっても、**滅菌パウチなどでドレーンの周囲を覆う「半閉鎖式ドレナージ」**を行うなどの感染予防策をとることもあります(**図1**)。

図1　開放式ドレナージに滅菌パウチを用いる方法

開放式ドレナージ　→　半閉鎖式ドレナージ

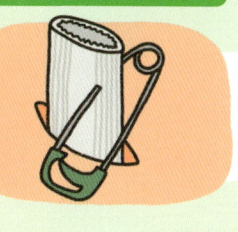

半閉鎖式にすることで、感染を防ぐ

半閉鎖式ドレナージに用いる滅菌パウチ(一例)

● サージドレーン・オープントップ（アルケア株式会社）
- キャップを開放することで、貼付した状態で創の観察・処置が可能
- ドーム型キャップが、創部を外部の衝撃から保護

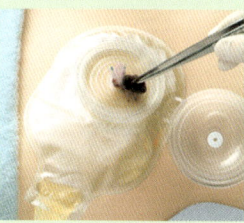

● サージドレーン・ジッパー（アルケア株式会社）
- ジッパーを開放することで、貼付した状態で創の観察・処置が可能
- かさばらない形状で体の屈曲部にもフィットし、装着時の違和感を軽減

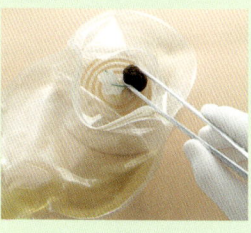

〈参考文献〉
1. Mangram AJ, Horan TC, Pearson ML et al. Guideline for prevention of surgical site infection. 1999. *Infect Contl Hosp Epidemiol* 1999；20：247-280.
2. 中村美鈴：ドレーンの種類とドレナージの分類に関する基礎知識. 特集 ドレーントラブルに強くなる！ドレーン管理とアセスメント, 月刊ナーシング 2009；29(3)：18-19.

*1【サイフォンの原理】＝液体で完全に満たされた管を用いて、大気圧の作用などを利用し、液体を一度高所へ上昇させてから低所へ移動させるしくみ。

8. ドレーン管理

3 一部のドレーンでは、ミルキングローラーを使った「強いミルキング」は行わない

大江理英

●J-VAC®やPTCD、脳槽・脳室ドレーンでは、強いミルキングを避ける

「ミルキング」とは"乳搾り"の意味があり、ドレーンの閉塞を防ぐ目的で、用指的あるいはミルキングローラーでチューブをしごくことをいいます。

J-VAC®ドレナージシステムやPTCD（percutaneous transhepatic cholangio drainage；経皮経肝胆管ドレナージ）チューブは、ミルキングローラーを用いた強いミルキングによって**ドレーンの内腔が破損するリスク**があるので行いません。

また、脳槽・脳室ドレーンは、脳実質の近くに挿入されているため、用指的であっても強いミルキングは**出血など脳へ大きなダメージを与え危険**です。脳槽・脳室ドレーンにおけるミルキングローラーの使用は、ドレーンの切断や液漏れの恐れがあるため禁忌です。通常、看護師はミルキングを行わず、閉塞時は医師に報告します。

●胸腔ドレーンのミルキングでは誤抜去に注意したい

また、胸腔ドレーンなどでミルキングローラーを用いて強いミルキングを行うときは、**ミルキング手技による誤抜去の可能性**があります。

実施の際は、①患者への説明や苦痛軽減のケア、②チューブ固定の確認（テープ・タイガンなど）、③ミルキングローラーの破損の有無の確認と正確な手技、の3点に留意することで安全で効率的なミルキングにつながります（図1）。

〈参考文献〉
1. 曽根光子：ケーススタディ トラブル対応のワザ. ナースビーンズ スマートナース 2008；10(7)：770.

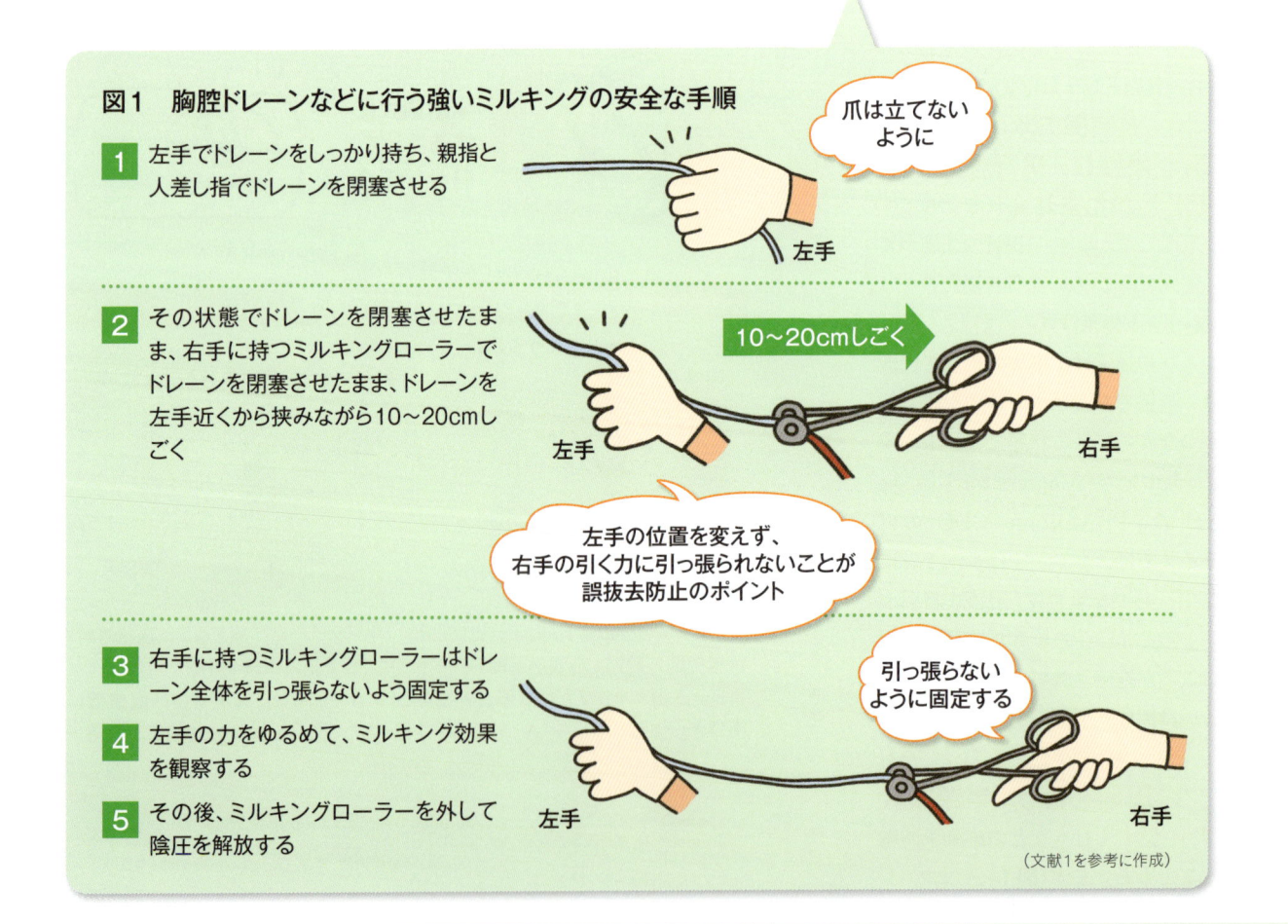

図1 胸腔ドレーンなどに行う強いミルキングの安全な手順

1. 左手でドレーンをしっかり持ち、親指と人差し指でドレーンを閉塞させる

爪は立てないように

2. その状態でドレーンを閉塞させたまま、右手に持つミルキングローラーでドレーンを閉塞させたまま、ドレーンを左手近くから挟みながら10～20cmしごく

10～20cmしごく

左手の位置を変えず、右手の引く力に引っ張られないことが誤抜去防止のポイント

3. 右手に持つミルキングローラーはドレーン全体を引っ張らないよう固定する
4. 左手の力をゆるめて、ミルキング効果を観察する
5. その後、ミルキングローラーを外して陰圧を解放する

引っ張らないように固定する

（文献1を参考に作成）

8. ドレーン管理

4 体位変換時に、閉鎖式胸腔ドレーンは「クランプしない」

大江理英

エアリークが認められる閉鎖式胸腔ドレーンをクランプ（閉塞）してしまうと、吸い込んだ空気が胸腔内に貯留し、緊張性気胸を起こします（図1）[1]。

したがって、咳などを誘発しやすい（息を吸い込みやすい）**体位変換などでは、閉鎖式胸腔ドレーンのクランプは行いません**。あるいは、検査などで移動を余儀なくされるときは、移動用持続吸引器を用います。

もしクランプしてしまい、患者の状態が悪化したときは、意識、呼吸状態、循環（バイタルサイン）などを確認します。そして、呼吸状態を把握して、ドレーン鉗子を開放し脱気しつつ、すみやかに医師に報告して対処することが必要です。

〈引用文献〉
1. 露木菜緒：事故防止と事故発生時の対応．尾野敏明編，特集 ビジュアルで即マスター！ 安全な胸腔ドレーン管理．呼吸器ケア 2009；7(11)：101-107．

図1 体位変換時に起こりうる緊張性気胸のリスク
● 緊張性気胸は大変危険な状態のため、"なぜクランプしないのか"原理を理解する

✕ 体位変換時は、クランプしてはいけない！
クランプによって吸気が行き場をなくすと、気道や反対側の肺を圧迫して呼吸・循環動態を悪化させる

誤ってクランプしてしまったときの対処
① 患者の意識・呼吸・循環状態などを把握する
② ドレーン鉗子を外す
③ すみやかに医師に報告する

肺の穿孔部が弁状になっており、気体が胸腔内に貯留し、肺が虚脱する

- 肺の高度な虚脱
- 気道や縦隔の健側への偏位
- このほかに起こりうる症状
  ● 血圧低下
  ● 呼吸困難
  ● 打診上鼓音

（文献1を参考に作成）

コラム

JAID/JSC感染症治療ガイド2011、CDC手術部位感染防止のためのガイドライン

　ドレーンの感染は、そのドレーンがどのような状態で挿入されたか、手術部位の状態（手術創の分類）[1]によって発生頻度が異なると考えられています。手術部位の状態は、清潔創のClass I（clean wound）から感染創のClass IV（dirty-infected wound）まで分類され、Class Iにおける感染率は低くなると考えられます。

　1999年に発表されたCDCの「手術部位感染（SSI）防止のためのガイドライン」[2]（p.90参照）では、ドレーンの留置時間が長くなるほど、当初滅菌であったドレーンの細菌付着が多くなることから、ドレーンを早期に抜去することを推奨しています[3]。

■術中の創部汚染による菌量予測による手術創の分類

Class I Clean wound	1）炎症のない非汚染手術創 2）呼吸器、消化器、生殖器、尿路系に対する手術は含まれない 3）一期的縫合創 4）閉鎖式ドレーン挿入例、非穿通性の鈍的外傷
Class II clean-contaminated wound	1）呼吸器、消化器、生殖器、尿路系に対する手術 2）異常な汚染を認めない場合が該当 3）感染がなく、清潔操作がほぼ守られている胆道系、虫垂、膣、口咽頭手術 4）開放式ドレーン挿入例
Class III contaminated wound	1）発症4時間以内の穿通性外傷（事故による新鮮な開放創） 2）清潔操作が著しく守られていない場合（開胸心マッサージなど） 3）消化器から大量の内容物の漏れが生じた場合 4）急性非化膿性炎症を伴う創
Class IV dirty-infected wound	1）壊死組織の残存する外傷 2）陳旧性外傷 3）臨床的に感染を伴う創 4）消化管穿孔例

（文献1、p.183より引用）

〈引用文献〉
1. JAID/JSC感染症治療ガイド委員会 編：JAID/JSC感染症治療ガイド2011．ライフサイエンス出版，東京，2012：183．
2. CDC：Guideline for the Prevention of Surgical Site Infection, 1999. Infect Cont Hosp Epidemiol 1999；20：247-278．
http://www.cdc.gov/ncidod/dhqp/pdf/guidelines/SSI.pdf
（2014.8.1アクセス）
3. 川西千恵美：知っておきたいドレーン管理のトピックス．エキスパートナース 2011；27(12)：32-33．

9 周術期ケア

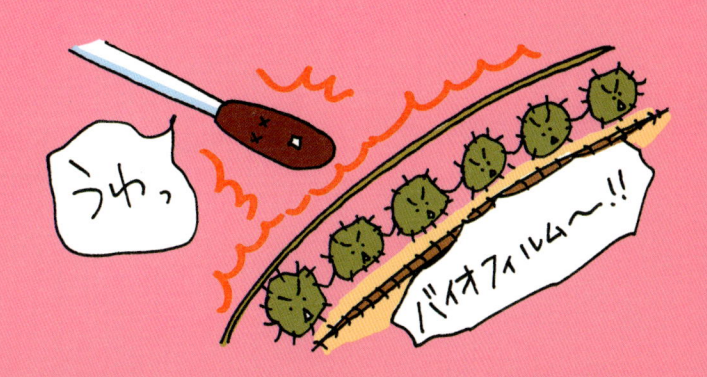

9. 周術期ケア

1 周術期の"器具を用いた呼吸訓練"は「術後合併症にそれほど影響しない」

上田伊佐子

周術期には術後の呼吸器合併症の予防に、インセンティブスパイロメトリを用いた呼吸練習が行われています。トライボール™やインスピレックス®などは最大吸気持続時間を改善するための呼吸練習器で、患者が吸気努力を視覚的にフィードバックできることもあって、臨床でよく使用されています。

しかし、術前訓練の一環として習慣的に実施されていたり、反対に入院期間の短縮を理由に取りやめになっているという現実もあります。インセンティブスパイロメトリを用いた呼吸訓練は、実際、どの程度の効果があるのでしょうか？

● 呼吸予備能力は高められる

術後にインセンティブスパイロメトリを用いた「介入群」は、「対照群」よりも、術後1日目の肺活量（vital capacity；VC）と％肺活量（％VC）[*1]が有意に高かったという報告[1]があります（図1）。この結果からはインセンティブスパイロメトリは呼吸予備能力を高める効果があるといえるでしょう。

しかし、術後呼吸器合併症への関与はみておらず、一時的な呼吸機能の向上が実際に呼吸器合併症予防につながるかどうかについては明らかではありません。

● 他方法と比べた優位性は見受けられない

Hallら[2]はインセンティブスパイロメトリを用いた介入が、実際に術後呼吸器合併症の発生率に影響するかどうかを探るため、腹部手術患者で術後呼吸器合併症リスクの高低別に療法を変えたランダム化比較試験（randomized controlled trial；RCT）を行いました。その結果、低リスク群で行った「インセンティブスパイロメトリ介入群」と「対照群（深呼吸のみ）」では、術後の呼吸器合併症（胸部X線、痰培養、低酸素血症、在院期間など）に有意差がみられなかったことを報告しています（表1）。この結果からみると、インセンティブスパイロメトリと深呼吸では術後呼吸器合併症の予防効果は同じといえます。

また、肺・食道切除術患者を対象としたGosselinkら[3]のRCTでも、「インセンティブスパイロメトリ介入群（インセンティブスパイロメトリ＋呼吸理学療法）」と「対照群（呼吸理学療法のみ）」では、術後呼吸器合併症に有意差がみられませんでした。

心臓血管手術のような呼吸器合併症リスクが高い患者を対象にしたRCT[4]においても、「インセンティブスパイロメト

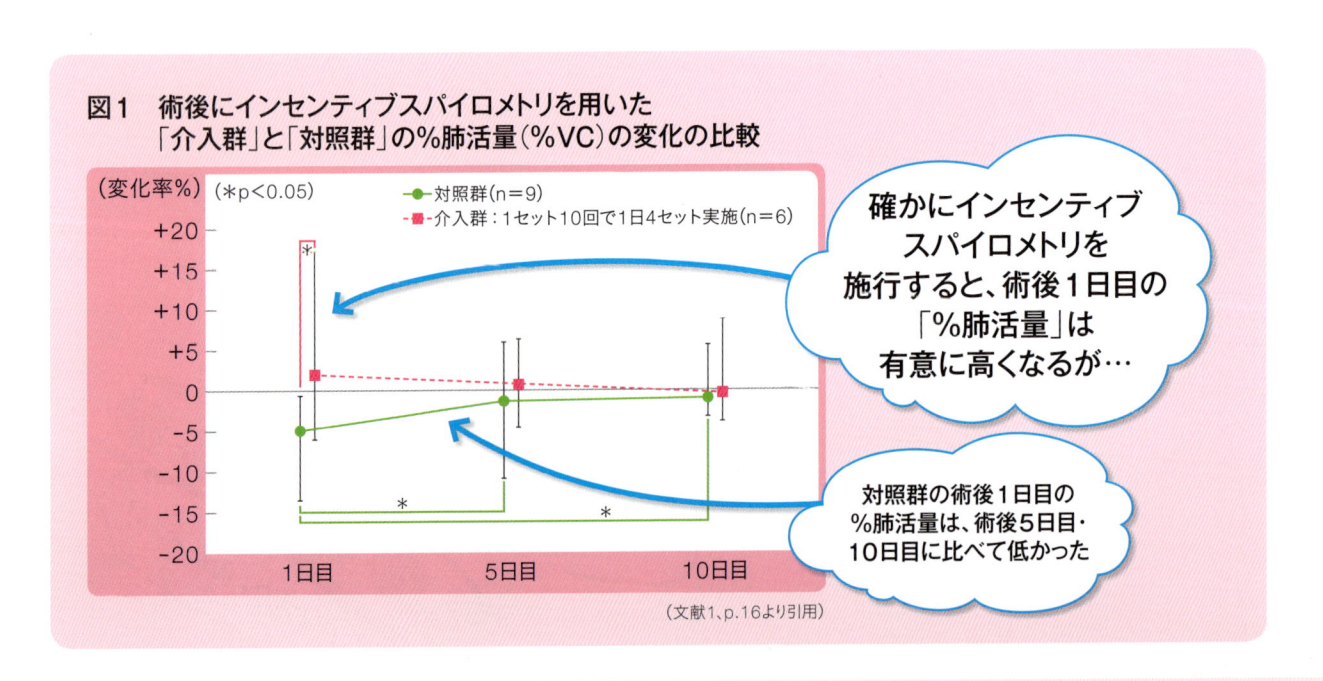

図1 術後にインセンティブスパイロメトリを用いた「介入群」と「対照群」の％肺活量（％VC）の変化の比較

（変化率％）　（*p＜0.05）
- 対照群（n＝9）
- 介入群：1セット10回で1日4セット実施（n＝6）

確かにインセンティブスパイロメトリを施行すると、術後1日目の「％肺活量」は有意に高くなるが…

対照群の術後1日目の％肺活量は、術後5日目・10日目に比べて低かった

（文献1、p.16より引用）

[*1]【％肺活量（％VC）】＝年齢・性別・身長から計算した肺活量の予測値と、実際の肺活量の比。80％以上が正常。

リ介入群」と「対照群（通常の離床プログラムや呼吸理学療法群）」において、術後の肺活量や肺炎発生率に有意差はみられていません。

これらのことから、**インセンティブスパイロメトリを用いた呼吸訓練の有無で、術後呼吸器合併症の発生率は違わない**という結論になります。

また、術後、十分な鎮痛がされていれば、「深呼吸群」と「インセンティブスパイロメトリ群」とで呼吸機能に差がないという報告[5]や、術後の肺活量回復率と歩行自立日数に負の相関があるという報告[4]からは、**術後の鎮痛や早期離床を図ることが呼吸器合併症予防に重要**だといえるでしょう。

●単独で行わず併用する

米国呼吸療法協会（American Association for Respiratory Care；AARC）の2011年ガイドラインでも「術後の呼吸器合併症を予防するためルーチンにインセンティブスパイロメトリ単独を用いることは推奨されない」ということに加えて、「インセンティブスパイロメトリと深呼吸訓練、咳、早期運動療法、適切な鎮痛と併用して行う」ことなどが推奨されています。

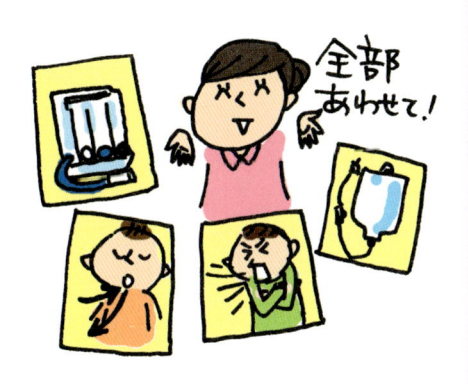

表1 療法の違いによる術後呼吸器合併症の発生 （差がない）　単位：名（％）

療法グループ	呼吸器合併症 低リスク群 インセンティブスパイロメトリ群※（n=76）	深呼吸対照群（n=80）	呼吸器合併症 高リスク群 インセンティブスパイロメトリ群※（n=152）	インセンティブスパイロメトリ※＋呼吸理学療法群（n=149）
術後呼吸器合併症	6(8)	8(11)	29(19)	20(13)
痰培養	2(3)	5(7)	12(8)	10(7)
細菌検出	0(0)	0(0)	3(2)	1(1)
胸部X線：異常なし	12(15)	14(18)	38(25)	59(40)
区域性無気肺	5(6)	8(10)	22(15)	19(13)
肺葉無気肺	0(0)	0(0)	3(2)	0(0)
肺炎	0(0)	0(0)	4(4)	0(0)
血液ガス（低酸素血症）	2(3)	2(3)	13(9)	15(10)
呼吸不全	1(1)	0(0)	3(2)	5(3)
術後在院日数：日（範囲）	5(3-8)	5(3-8)	9(6-12)	9(7-14)

※インセンティブスパイロメトリ群：1時間に10回施行
（文献2より引用、一部改変）

呼吸器合併症を防ぐための、単独使用の効果はみられなかった

〈引用文献〉
1. 玉田章, 長谷川智之, 竹山育恵, 他：Incentive Spirometryを使用した呼吸訓練による換気機能回復への効果. 日本看護研究学会雑誌 2010；33(4)：13-19.
2. Hall JC, Tarala RA, Tapper J, et al. Prevention of respiratory complications after abdominal surgery: a randomised clinical trial. *BMJ* 1996；312：148-152.
3. Gosselink R, Schrever K, Cops P, et al. Incentive spirometry does not enhance recovery after thoracic surgery. *Criti Care Med* 2000；28(3)：679-683.
4. 高橋哲也, 奈良勲, 有薗信一, 他：心臓外科手術後肺活量の回復について―経時的変化とインセンティブスパイロメータの効果. 理学療法学 2003；30(6)：335-342.
5. 大槻学, 荻野英樹, 赤津賢彦, 他：硬膜外持続鎮痛施行患者における術後早期呼吸訓練の効果. 日本臨床麻酔学会誌 1995；15(10)：678-684.

9. 周術期ケア

2 術前にはやはり「剃毛はしない」

上田伊佐子

● 剃毛はしない。除毛が必要な場合は「電気クリッパーで」「手術の直前に」行う

かつて有毛部を手術するときの剃毛処置はルーチンに行われてきました。しかし術前の剃毛と手術部位感染（surgical site infection；SSI）の関連についての多くのRCTが行われ、**剃毛は皮膚に微細な傷をつけ、その傷はのちに菌増殖の原因となる**ことが認められました。そのため、最近ではルーチンに剃毛を行う施設はほとんどありません。

SSIの発生率は、「剃毛」vs「除毛剤」では剃毛群（5.6％）が除毛剤群（0.6％）に比べて有意に高かった[1]ことが、そして「剃毛」vs「電気クリッパー」では剃毛は電気クリッパーの約3倍高かった[2]ことが報告されています。

また剃毛を行う時期は、「術直前」が3.1％なのに対し、「術前24時間以内」で7.1％、「24時間を超える」と20％と高くなります[1]。電気クリッパーであっても「術直前」で1.8％、「前夜」では4.0％と、手術までの時間が長くなるとSSI発生率が高くなります[3]（**表1**）。

以上のことから、米国疾病管理予防センター（Centers for Disease Control and Prevention；CDC）のガイドライン[4]では、**手術部位の剃毛はSSIの発生を有意に増加させるので、術前夜はもちろん、術直前もしないほうがよいと推奨**しています。

また、国公立大学附属病院感染対策協議会の病院感染対策ガイドライン[5]で

表1　手術部位感染率と剃毛の方法・タイミングの関係 （％＝SSI発生率）

手術までの時間	時間不定	直前	24時間以内	24時間以前
剃毛しない、あるいは除毛剤を使用	0.6％	—	—	—
カミソリ使用	5.6％	3.1％	7.1％	＞20％
電気クリッパー使用	—	1.8％	4.0％	—

（文献1, 3を参考に作成）

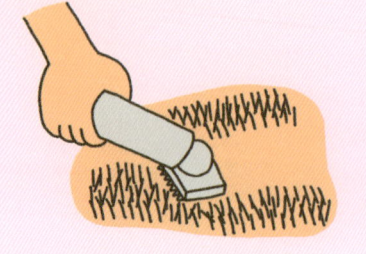

手術までの時間があくにつれ、SSIの発生率が高くなる

は、除毛クリームは皮膚過敏反応を起こすこともあるため電気クリッパーの使用を勧めています。

● 術前夜に抗菌性洗浄剤を使用してシャワーか入浴を行うことも推奨

SSI予防のために手術前に除外されるべき皮膚細菌量のレベルははっきりしていませんが、SSIの原因となる黄色ブドウ球菌の82.2％は患者の鼻粘膜由来である[6]ため、術前には皮膚を清潔にする必要があります。特にMRSA（meticillin-resistant *Staphylococcus aureus*：メチシリン耐性黄色ブドウ球菌）が常在することの多い糖尿病患者や透析患者、常在菌の多い腋窩や外陰部の手術では、術前に細菌量を減らしておくことは有用であると考えられます。

術前のクロルヘキシジングルコン酸塩の消毒薬によるシャワー浴で皮膚の常在菌や表在菌数を9分の1に減少させたという報告[7]があり、CDCのガイドラインでは、**手術前日の夜までに抗菌性の洗浄剤を用いて入浴またはシャワー浴をしておくことが推奨**されています。しかしSSI発生率を低下させたという決定的な証明はなされてはいません。

〈引用文献〉
1. Seropian R, Reynolds BM. Wound infections after preoperative depilatory versus razor preparation. *Am J Surg* 1971；121(3)：251-254.
2. Ko W, Lazenby WD, Zelano JA, et al. Effects of shaving methods and intraoperative irrigation on suppurative mediastinitis after bypass operations. *Ann Thorac Surg* 1992；53(2)：301-305.
3. Alexander JW, Fischer JE, Boyajian M, et al. The influence of hair-removal methods on wound infections. *Arch Surg* 1983；118(3)：347-352.
4. The Hospital Infection Control Practices Advisory Committee：Guideline for Prevention of Surgical Site Infection, 1999. *Infect Control Hosp Epidemoil* 1999；20(4)：247-278. http://www.cdc.gov/hicpac/pdf/guidelines/SSI_1999.pdf（2014.8.1アクセス）
5. 国公立大学附属病院感染対策協議会 編：病院感染対策ガイドライン改訂版（第2版）．じほう，東京，2004：174．
6. von Eiff C, Becker K, Machka K, et al. Nasal carriage as a source of *Staphylococcus aureus* bacteremia. Study Group. *N Engl J Med* 2001；344(1)：11-16.
7. Garibaldi RA. Prevention of intraoperative wound contamination with chlorhexidine shower and scrub. *J Hosp Infect* 1988；11：5-9.

9. 周術期ケア

3 テープテストには「はっきりした根拠はない」

須藤恭子

粘着テープは手術後に創傷を保護したり、チューブまたはドレーンを固定する目的で使用されます。そのため、テープかぶれ予防の目的で、術前にテープテスト（パッチテストともいう）を行ってきました。

現在は使用する粘着テープの改良や多様なドレッシング材の開発がなされ、従来のテープ以外の選択肢が広がっています。しかし、粘着剤による固定が皮膚に与える影響を完全に排除することはできません。また、術前にルーチンにテストを実施することは、患者への負担と、実施する看護師の業務を増加させます。

「術前にテープテストをする群」と「しない群」に分けて調査した結果では、テープテストで反応しなかった患者のうち半数以上で、術後にテープかぶれが発生しました[1]。一方で、テープテストを施行したほうが有意に皮膚障害を回避できるという結果もあります[2,3]。このように、術前テープテストの有用性に**いまだはっきりとしたエビデンスはみつけられません**。

一般的に、粘着テープによる皮膚障害の主な要因として挙げられるものは、①物理的刺激、②化学的刺激、③感染です（表1）[4]。これらの要因に、発汗、皮膚の緊張、ドライスキンなどの個体のもつ生理的因子が加わることで、皮膚障害の発生と症状は変化します。

術後では、体温の上昇や皮膚の湿潤があり、体内循環の変動も大きいことから、皮膚の正常な機能が保たれず皮膚障害が発生しやすくなります。そのため、術前にテープテストをするだけで、術後の皮膚障害の様子が正しく推測できるとは限りません。よって今後テープテストは、再検討される必要があるかもしれません。

粘着テープによる皮膚障害は、看護師が、既往を確認して患者に合ったテープを選択すること、皮膚の状態をアセスメントすること、皮膚を清潔に保つことで、発生を回避することができます[5]。

表1 粘着テープによる皮膚障害とその要因

要因		皮膚障害
①物理的刺激	剥離刺激	角質・表皮剥離
	繰り返し貼用	角質・表皮剥離、浸軟（ふやけ）
	密閉	浸軟（ふやけ）
	固定による皮膚引張	緊張性水疱
②化学的刺激	刺激物質の侵入	一次刺激性接触皮膚炎
	感作物質の侵入	アレルギー性接触皮膚炎
③ウイルス・細菌		感染

（文献4、p.91より引用、一部改変）

〈引用文献〉
1. 横山知恵子, 埴淵明美, 成松和美, 他: 手術前の患者にパッチテストを行ってのテープかぶれ予防とその効果. 日本看護学会論文集（成人看護I）. 2004;35:15-17.
2. 森元由利子, 宮野弘子, 山本利恵: テープかぶれ減少を目指したパッチテストの有効性の検討. 愛仁会医学研究誌 2002;34:59-60.
3. 豊永達宣, 加藤裕彦, 佐久間泰司, 他: 術後皮膚障害を予防するための術前テープテストの有用性. 臨床麻酔 2013;37(5):767-770.
4. 永野みどり: VI 粘着テープによる皮膚障害のスキンケア. 日本看護協会認定看護師判定委員会創傷ケア基準検討会 編, スキンケアガイダンス, 日本看護協会出版会, 東京, 2002:91-103.
5. Bryant RA. Saving the skin from tape injuries. Am J Nurs 1988;88(2):189-191.

9. 周術期ケア

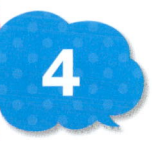

4 術前の前投薬は「極力行わず、歩行・車椅子入室で」

川西千恵美

●海外では前投薬は制限される傾向に

これまでは、手術の前には患者に前投薬（プレメディケーション）を実施し、ストレッチャーで手術室へ移送することが一般的でした。

前投薬は分泌物の抑制や鎮静といった効果を期待して行われています（**表1**）[1]。しかし海外では、前投薬の代表的な薬剤・**抗コリン薬は、使用が限られる傾向にある**ことが1996年に報告[2]されています。

また、手術以外でも、気管支内視鏡検査（ファイバースコープ）の前投薬として代表的なアトロピン硫酸塩の「投与」「非投与」で比較した研究[2]では、効果に有意差はなく、アトロピン硫酸塩はなくても検査は安全に行えるとの結論が示されています。

●前投薬を行わないメリットは？

それでは、手術の前に前投薬は行われなくなってきているのでしょうか？ 全国における前投薬の実施の有無に関しての調査は見当たりませんでした。そこで前投薬がない場合、どのようなメリットがあるのか考えてみます。

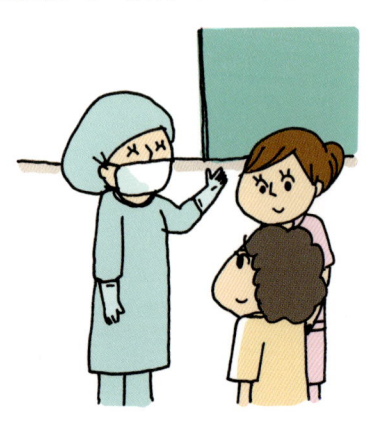

まず、患者との会話が可能であるため患者確認が確実に行えるという安全管理上の利点が大きいと思います。

ほかにも、ハッチウェイ（寝たまま移動できる入口）を通らないので時間が短縮されます。麻酔前投薬を廃止し、歩行入室を開始した研究[3]では、歩行入室が1,675例（86.3％）、ストレッチャー259例（13.4％）、車椅子6例（0.3％）であり、歩行入室により入室遅延時間は平均して12.1分から6.6分へ短縮したことが報告されています。

●患者満足度としてはどうか？

前投薬の投与は筋肉注射として行われることが多く、それも上腕部三角筋が選択されるため患者に苦痛を与えるということも、前投薬を避けたい要因の1つと考えられます。

一方、2006年の調査[4]では445名の手術室入室時に、患者全体の40％が前投薬を希望したことが報告されています。前投薬により本来期待したような効果が得られるのであれば、その満足度は高くなると思います。

歩行入室に関する研究をみると、歩行入室に肯定的な意見が圧倒的に多かったことが2001年に報告[5]されて以降、患者や医療者におおむね好意的に捉えられていると考えられます。

よっていま現在、患者の満足度と医療者の効率を合わせて考え、**歩行入室や車椅子入室が一般化**してきているようです。ただし、前投薬はなくなったもののベッド入室を行うという施設もあるように、誰でも歩行入室が可能なわけではなく、患者毎のアセスメントが必要になります。そして患者の不安軽減のためには、手術室看護師による術前訪問が欠かせないでしょう。

表1 前投薬に用いられている薬剤の例

薬剤	目的
●ベンゾジアゼピン系（ミダゾラム®、セルシン®など） ●α₂アゴニスト（カタプレス®など） ●その他（アタラックス®-Pなど）	抗不安、鎮静、鎮痛のため
●抗コリン薬（アトロピン硫酸塩など）	口腔内・気道内分泌物の抑制のため、副交感神経反射の抑制のため
●H₂受容体拮抗薬（ガスター®など）	誤嚥性肺炎の予防のため

（文献1、p.26より一部抜粋して作成）

しかし、用いなくても安全にできることがわかってきた

〈引用文献〉
1. 舟木一美：麻酔前投与は必要ですか？. 15分で麻酔の疑問を解決します！. オペナーシング 2009；24(1)：26.
2. 津崎晃一：前投薬にアトロピンは必要か？. 稲田英一監修, 麻酔科研修の素朴な疑問に答えます, メディカル・サイエンス・インターナショナル, 東京, 2006：3-4.
3. 佐々木俊郎, 柴田俊成, 谷口英喜, 他：麻酔前投薬廃止と手術室歩行入室の導入およびその効果. 臨床外科 2003；58(7)：985-987.
4. 鈴木昭広, 平井裕康, 岩波悦勝, 他：患者が選ぶ入室までのプロセス 前投薬・輸液・移動方式のオーダーメイド入室の試み. 満足感を追求した麻酔 とくに術前のケアマインド, 日本臨床麻酔学会誌 2006：26(1)：57-65.
5. 芳賀 忍, 嶋 武, 虎岩知志, 他：手術室入室は歩行がいい. 臨床麻酔 2001；25(4)：693-694.

9. 周術期ケア

5　手術時の手袋は「2重にする」「術中に交換する」

笹井知子

手術環境において、手術スタッフは、①自分自身の菌が患者に伝播するのを防ぐ、②自分自身が患者からの感染伝播を受けるリスクを減らす目的から[1]、滅菌手袋を着用します。

手袋は、使用していると経時的に"ピンホール"という肉眼では観察できない程度の小さな穴があくことが知られています。**このピンホールを介したSSIの可能性が考えられる**ことから、手術時には2重に手袋を装着したり、手術内容や時間で手袋の交換頻度を決めるなどの配慮が必要となります。

交換頻度に関する研究では、2時間を超える手術で使用した手袋は抵抗値が低下する傾向にある[2]という結果や、手術用手袋にピンホールが認められる割合は**着用時間が90分を超えると増加する**[3]という結果などがあります。

こうした結果をもとに、手術野で器械出し業務を担当する手術室看護師は、手術から一定の時間の経過毎に術者を含む全スタッフとともに手袋を交換することが推奨されています。

また、周術期看護師は、これらのリスクを意識し、自身やスタッフの手袋に肉眼でわかる穿孔や穿裂、手袋内の水分の蓄積など、ピンホールを示す徴候が見られないかについて常に注意を払い、定期的に観察しなければなりません。

〈引用文献〉
1. CDC. Guideline for Hand Hygiene in Health-Care Settings. Recommendations of the Healthcare Infection Control Practices Advisory Committee and the HICPAC/SHEA/APIC/IDSA Hand Hygiene Task Force. *MMWR Recomm Rep* 2002；51 (RR16). http://www.cdc.gov/mmwr/pdf/rr/rr5116.pdf（2014.8.1アクセス）
2. 加藤伸彦, 佐藤直樹, 和田龍彦, 他：感染防止を考慮した手術用手袋の交換時期に関する検討. 医科器械学 2001；71(10)：518-519.
3. Partecke LI, Goerdt AM, Langner I, et al. Incidence of microperforation for surgical gloves depends on duration of wear. *Infect Control Hosp Epidemiol* 2009；30(5)：409-414.

コラム

肺血栓塞栓症および深部静脈血栓症の診断、治療、予防に関するガイドライン（2009）

周術期における深部静脈血栓症（DVT）は、肺血栓塞栓症（PTE）などの重篤な合併症を引き起こす原因となります。PTEは胸痛や呼吸困難、ショックなどの症状出現ののち、突然死を招きやすく、致命的な合併症の1つです。そのため、特にDVT発生率が高い周術期には、DVTを予防するための取り組みが重要です。

参考となるガイドラインとして、『肺血栓塞栓症および深部静脈血栓症の診断、治療、予防に関するガイドライン』[1]のほか、『血栓症に対する抗血栓治療と予防－ACCPの根拠に基づく診療ガイドライン』[2]などが提示されています。

■各領域の静脈血栓塞栓症のリスクの階層化

リスクレベル	一般外科・泌尿器科・婦人科手術	整形外科手術
低リスク	●60歳未満の非大手術 ●40歳未満の大手術	●上肢の手術
中リスク	●60歳以上、あるいは危険因子のある非大手術 ●40歳以上、あるいは危険因子がある大手術	●腸骨からの採骨や下肢からの神経や皮膚の採取を伴う上肢手術 ●脊椎手術　　●下肢手術 ●脊椎・脊髄損傷　　●大腿骨遠位部以下の単独外傷
高リスク	●40歳以上のがんの大手術	●人工股関節置換術・人工膝関節置換術・股関節骨折手術（大腿骨骨幹部を含む） ●骨盤骨切り術（キアリ骨盤骨切り術や寛骨臼回転骨切り術など） ●下肢手術にVTEの付加的な危険因子が合併する場合 ●下肢悪性腫瘍手術　　●重度外傷（多発外傷）・骨盤骨折
最高リスク	●静脈血栓塞栓症の既往あるいは血栓性素因のある大手術	●「高リスク」の手術を受ける患者に静脈血栓塞栓症の既往あるいは血栓性素因の存在がある場合

（文献1、p.21より引用、一部抜粋）

〈引用文献〉
1. 循環器病の診断と治療に関するガイドライン 2008年度合同研究班：肺血栓塞栓症および深部静脈血栓症の診断, 治療, 予防に関するガイドライン, 2009年改訂版. 2009. http://www.j-circ.or.jp/guideline/（2014.8.1アクセス）
2. American College of Chest Physicians：Antithrombotic Therapy and Prevention of Thrombosis, 9th ed：CHEST Evidence-Based Clinical Practice Guidelines. Chest 2012；141：e1S-e801S.

9. 周術期ケア

6 創傷ガーゼの交換は「48時間は行わない」「イソジン消毒しない」

上田伊佐子

●48時間（2日間）は被覆したまま保護

術後の一期的に閉鎖した切開創は、24〜48時間で創表面が上皮細胞で完全に覆われます。これは何を意味するかというと、「術後48時間までは、傷口から細菌が侵入する恐れがある」ということです。よって細菌に曝露する恐れのある"ドレッシング交換"は、術後48時間が過ぎるまで行いません。

CDCガイドラインでは、「滅菌ドレッシングで24〜48時間、被覆し保護する」ことが強く推奨されています。この時間の根拠となっている文献は、意外にも1933年のブタを用いた動物実験[1]です。ブタの腹部に切開創をつくって縫合したのち、黄色ブドウ球菌の培養液を塗布してその感染率を経時的にみるというもので、その結果は「0〜6時間で感染率100％」「12時間後で66％」「2日後で36％」「4日目で10％」「5日目で0％」となり、3日以降は重篤な感染が認められていません。

●48時間経過以降の「閉鎖したままか」「外すか」は未解決

48時間経過以降、「滅菌ドレッシングで閉鎖しておくべきか」あるいは「ドレッシングを外してシャワー浴や入浴を許

表1 消毒に関する常識の変化

①細菌バランスの重視

● 「細菌検出＝感染」ではなく、細菌バランス（細菌の量）が重視されるようになってきた（下表）

定義	状態	対応
①汚染 (contamination)	細菌が付着していても増殖がない	消毒や抗菌薬は必要ない
②生着 (colonization)	細菌が増殖していても害を及ぼしていない	消毒や抗菌薬は必要ない
③感染 (infection)	細菌が増殖して炎症の4徴候を示す	消毒や抗菌薬の投与を行う

"感染成立"で、はじめて消毒を考える

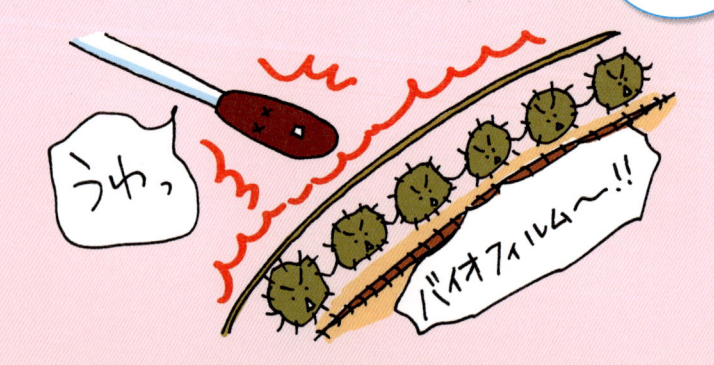

②バイオフィルムの存在

● 細菌を取り囲むバイオフィルムの存在もわかってきた

● 細菌は粘液多糖体を産生して、細菌を取り囲むバイオフィルムという生息圏をつくる。このバイオフィルムに生体からのタンパクや血小板などが付着すると、さらに強固になって消毒薬が効きにくくなる

● 開放創では細菌と血漿や滲出液が混在しているため、消毒をしてもその効果が低下してしまう

バイオフィルムによって消毒は効きにくくなる

可すべきか」については、CDCガイドラインでも未解決の問題として扱われています。

しかし、2013年報告のシステマティック・レビュー[2]では、9つの研究をレビューした結果、「術後シャワー浴や入浴を許可した群」と「抜糸まで創を濡らさないように指示された群」において、SSIの発生率に有意差がなかったことを報告しています。

● **創傷に「イソジン®消毒はしない」**

これまで感染を予防するためには、無菌に近づける治療が推奨されてきました。例えば毎日ポビドンヨード（イソジン®液）で消毒して、完全に乾燥させるというものです。

しかし、近年は創傷治癒と消毒に関する常識が変化し（表1、図1）[3,4]、**全般的に消毒を行わない方向へと創傷管理が変わってきました。**

分娩時の外陰部洗浄においても、水道水で十分であるといわれています（p.63参照）。

〈引用文献〉
1. DuMortier JJ. The resistance of healing wounds to infection. *Surg Gynecol Obstet* 1933 ; 56 : 762-766.
2. Dayton P, Feilmeier M, Sedberry S. Does postoperative showering or bathing of a surgical site increase the incidence of infection? A systematic review of the literature. *J Foot Ankle Surg* 2013 ; 52(5) : 612-614.
3. Balin AK, Pratt L. Dilute povidone-iodine solutions inhibit human skin fibroblast growth. *Dermatol Surg* 2002 ; 28(3) : 210-214.
4. Dire DJ, Welsh AP. A comparison of wound irrigation solutions used in the emergency department. *Ann Emerg Med* 1990 ; 19(6) : 704-708.

---

③滲出液の重要性（サイトカインの遊離）

● 最近では moist wound healing（モイスト・ウンド・ヒーリング）、すなわち創部を湿潤環境で保って創傷治癒を促進させる方法がスタンダードである

● 創傷治癒過程ではさまざまな細胞が現れ、そのときどきに適切な働きをして傷口をふさいでいく。"各細胞が互いにメッセージを出し合って一連の修復作業をする"という連鎖反応が起こるが、そのメッセージ役が **サイトカイン** である

● 創傷治癒にはたくさんの細胞と成長因子（サイトカインや growth factor）が関与しているが、**ポビドンヨードの殺菌力は生体細胞全般に作用することから、傷を治癒させるために必要な細胞や成長因子も殺してしまう** ことが実験レベルで報告[3]されている（**図1**）

● 一方で、「食塩水」「1％ポビドンヨード」「界面活性剤（pluronic F-68）」で531名の患者の縫合創を、20Gのivカテーテルで20mLの注射器を使用して1か月間洗浄しても、創傷感染数（率）に有意差がなかったという報告[4]もある。ポビドンヨードが実際に創傷治癒を阻害させることが臨床で証明されているわけではない

> 創の消毒によって、かえって創傷治癒に必要な要素を妨げてしまう可能性がある

図1　ポビドンヨード下での神経芽細胞の成長阻害

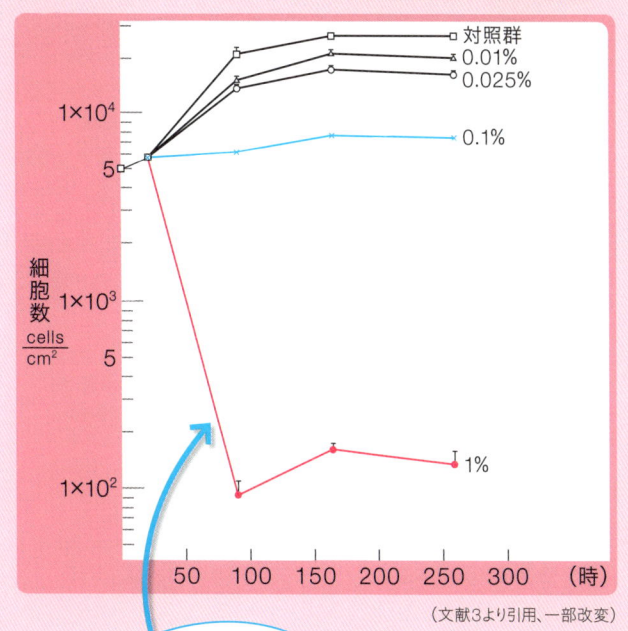

（文献3より引用、一部改変）

> ● 濃度の異なるポビドンヨードを、神経芽細胞に加えた結果
> ● 「0.1％」や「1％」では完全に阻害されており、ほかの濃度でも「対照群」と比べ、神経芽細胞の成長を阻害していることがわかる

コラム

CDC手術部位感染防止のためのガイドライン、IHI手術部位感染ケアバンドル

　手術部位感染（SSI）を予防する対策として、1999年4月にCDCより「SSI防止のためのガイドライン」[1]が発表されています。第1部の概要では、SSIに関する疫学、定義、微生物学、病因論、サーベイランスが述べられています。さらに第2部では、除毛などの術前処置や手術野消毒、術前手洗い、抗菌薬の予防的投与、手袋手術衣などの保護具、手術室空調、環境整備、器具滅菌、術式、術後創ケア、サーベイランスについてSSI防止のための勧告が、EBMの考えに基づきランクごとにカテゴリーされています[2]。

　このCDCガイドラインは、現在改訂のためのドラフト版が作成されており、改訂版の発表が待たれます。

　また、このほかに米国の医療の質改善協会（IHI）からもSSI防止のためのケアバンドル[3]が示されています。

■SSI防止のためのガイドライン（抜粋）

ランク付け	適切に企画された実験的、臨床的、疫学的検討により証明されていて強力に推奨される項目（IA）	いくつかの実験的、臨床的、疫学的検討と強い理論的論拠により証明されていて強力に推奨される項目（IB）	理論的根拠があってその実施が支持される項目（Ⅱ）	有効性に関して合意に達していない項目（not recommended：NR）
術前準備	●待機手術では、手術部位以外の感染でもあらかじめ治療しておく ●切開部位の体毛が邪魔にならなければ、除毛しない ●除毛する場合は電気クリッパー（バリカン）を用い、手術直前に行う	●糖尿病患者は、血糖値を適切に管理する ●待機手術前は、30日間の禁煙を勧める ●SSI防止のために、血液製剤の術前使用を控える必要はない ●適切な生体消毒薬を、手術野の消毒に使用する	●皮膚消毒は、同心円状に広い範囲を行う ●手術前の入院期間は最小限とする	●手術前にステロイドの投与量を減らす ●SSI防止のために栄養補給を増強する ●術前に、鼻腔にムピロシン軟膏を塗布する ●SSI防止のために、創への酸素供給を増加させる
術後の対応		●創は滅菌した被覆材で、術後24〜48時間保護する ●包帯交換および手術部位へ触れる前後には、手指消毒を行う	●包帯交換は無菌操作で行う ●適切な手術創管理について、患者に十分説明する	●一時閉鎖した切開創の48時間以降の被覆の必要性についてや、創部を被覆せずに入浴可能な時期については保留

（文献1、2より引用）

■SSIケアバンドル

1. 抗菌薬の適切な使用
2. 適切な除毛
3. 術後高血糖抑制の維持
4. 適切な体温管理

（文献3より引用）

〈引用文献〉
1. CDC：Guideline for the Prevention of Surgical Site Infection, 1999. Infect Cont Hosp Epidemiol 1999；20：247-278.
   http://www.cdc.gov/ncidod/dhqp/pdf/guidelines/SSI.pdf（2014.8.1アクセス）
2. 針原 康, 小西敏郎：手術部位感染（SSI）対策って何？ 小林寛伊 編, 最新病院感染対策Q&A第2版, 照林社, 東京, 2004：18-19.
3. IHI：Prevent Surgical Site Infection.
   http://www.ihi.org/IHI/Programs/Campaign/SSI.htm（2014.8.1アクセス）

10 栄養・食事ケア

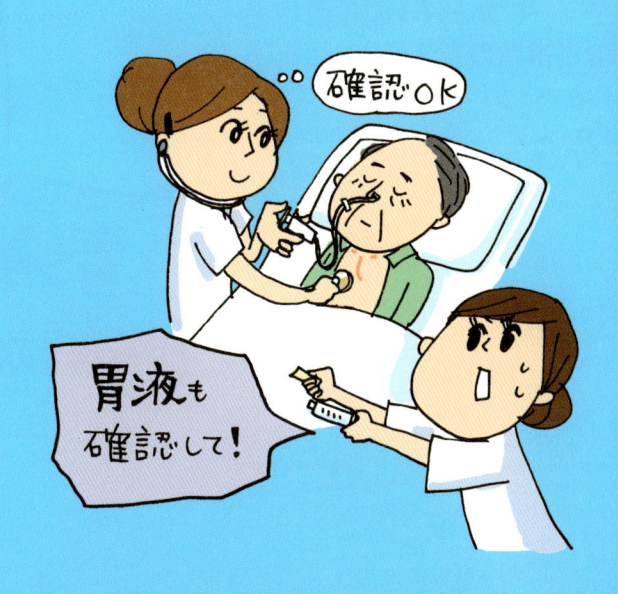

10. 栄養・食事ケア

1 胃チューブの挿入位置の確認は、「エア音だけでは万全ではない」

木野綾子

これまで経鼻栄養チューブ（胃チューブ）の挿入位置を確認する場合、気泡（エア）音を聴取すれば胃部に入っていると思われてきました。

ところが、**胃部のエア音聴取による"消化管内音"と、肺に誤挿入してしまった場合の"肺内音"との区別は、ほとんど不可能**であることがわかり、肺内音を胃部のエア音と聞き間違えたことによる医療事故が起こっています[1]。

万一、胃チューブが気道内に誤挿入されても気づかず、栄養剤等が注入されると、「肺炎」「膿胸」「胸水症」などの重篤な合併症を引き起こします。そのため、胃チューブが胃内に挿入されていることを確認することは重要です。

それでは、どう対応するとよいのでしょうか？ 現在、厚生労働省からの通達においても、「チューブ挿入時及び留置中においては、チューブの先端が正しい位置に到達していることを**X線撮影、胃液の吸引、気泡音の聴取又はチューブマーキング位置の確認など複数の方法により確認すること**」[2]とされています。具体的には表1に示します。

> 複数の方法で確認することが重要

表1　胃チューブの挿入位置の確認

挿入時点	注入毎
①X線撮影 ②胃液の吸引とpHの測定（胃液として、pH5.5以下であることの確認） ③注射器に空気を10〜20mL吸い、チューブより注入する。その際に両下肺野と心窩部の3か所で"気泡音"を聞き比べ、心窩部の音が最も大きいことを確認する[1] ④カプノメータにより炭酸ガス濃度を測定する方法もある（0mmHg、もしくは60秒以内に0mmHgとなると胃内に位置していることになる）[3]	①口や咽頭でとぐろをまいていないことを確認する ②鼻孔の位置にマーキングが一致しており、逸脱していないことを確認する ③胃液を引いて確認。できない場合は体位を変えて30分後くらいに確認する（胃液の基礎分泌量は30〜100mL/時） ＊チューブの抜けが疑われるときは、挿入時点の確認を複数の方法で行う

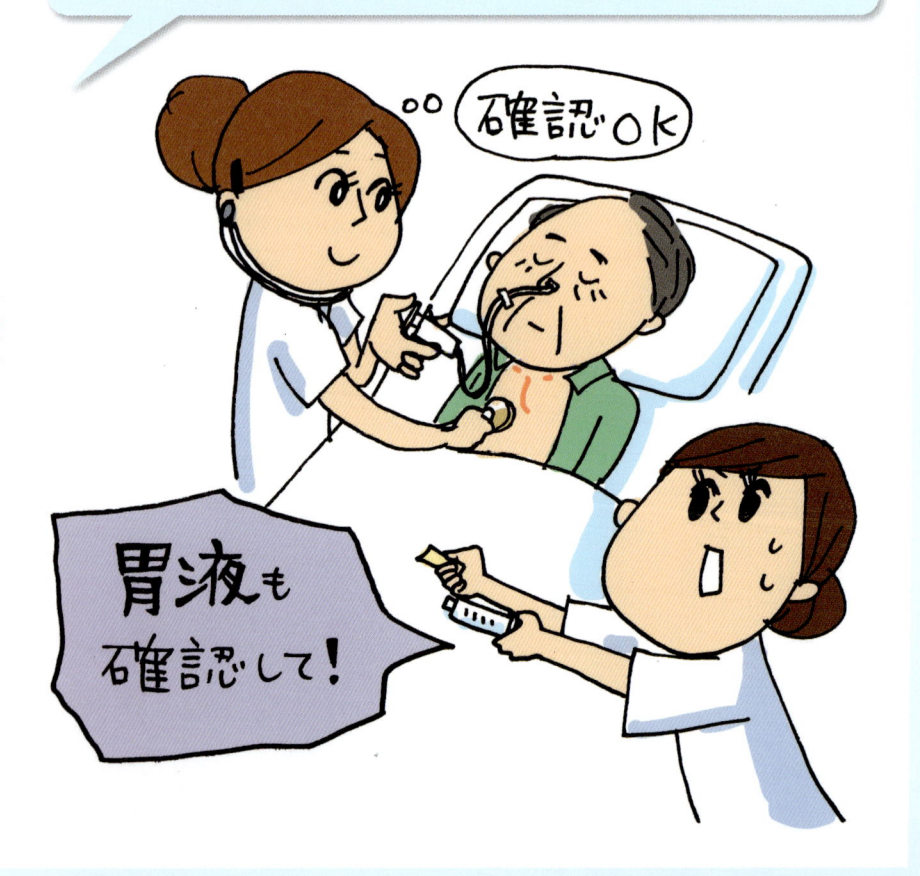

〈引用文献〉
1. 社団法人日本看護協会：医療・看護安全管理情報No.8 経鼻栄養チューブの誤挿入・誤注入事故を防ぐ．協会ニュース 2002；422.
2. 厚生労働省医薬食品局安全対策課：経腸栄養用チューブ等に係る添付文書の改訂指示等について．薬食安発第0615001号（平成19年6月15日）．
3. 宮崎吉孝，木本ちはる，梅尾さやか，他：炭酸ガス濃度測定による経鼻胃管位置確認方法の紹介．日本医療マネジメント学会雑誌 2011；12(2)：103-106.

〈参考文献〉
1. 芳賀克夫，山口　健，松倉史朗，他：経鼻栄養胃管気道内誤挿入防止のための指針．日本医療マネジメント学会雑誌 2008；9(2)：359-363.

10. 栄養・食事ケア

2 経腸栄養剤は「温めない」

平山祐子

加温による"デメリット"が明らかになってきた

2000年代はじめの教科書まで、経腸栄養剤は体温よりやや高めの温度に温めてから注入すると記載されていました。

しかし近年、経腸栄養剤を温める必要はないことがわかってきました。最近の教科書には、経腸栄養剤を温めるという手順は記載されていません。

そもそも、経腸栄養剤を温めてから投与することの根拠は、低い温度の経腸栄養剤が体内に入ることで「患者が冷感を感じて不快になる」「寒冷刺激により腸の蠕動運動を亢進し過ぎて下痢を引き起こしたりする」というものでした。

しかし、例えば経腸栄養剤を44℃に温めてから投与しても、チューブを通過する20分の間に栄養剤の温度は室温まで低下し、胃腸に到達する時点ではすでに冷めてしまっているのです[1]。"温かい経腸栄養剤を注入するために"栄養剤を温めてから投与していたとすれば、期待する効果は得られていなかったということです。

私たちも室温の水を飲むように、**経腸栄養剤の温度も室温でよい**とされています。また、下痢を引き起こす原因としては経腸栄養剤の温度が低いことよりも、むしろ栄養剤の浸透圧が高いことや注入速度が速すぎることのほうが影響が大きいとされています。日本静脈経腸栄養学会『コメディカルのための静脈・経腸栄養ガイドライン』[2]にも、経腸栄養剤を温めてから投与するという手順は記載されていません。

経腸栄養剤を別容器に移し替えて温めることもありますが、これによって**細菌汚染のリスクも高まる**とも考えられています。感染管理の視点からも今後研究が重ねられていくでしょう。また、経腸栄養剤の温度が上昇するにつれて**チューブから溶け出す環境ホルモンの量が増加する**という研究[3]もあります。

これらの移り変わりを考えると（**表1**）、経腸栄養剤は"温めなくてもよい"のではなく、"温めてはいけない"となるかもしれません。

表1 経腸栄養剤"加温"の考え方

以前	現在
●経腸栄養剤を温めることで温かい栄養剤を注入でき、冷感を感じないようにできる	●経腸栄養剤を温めても胃腸に到達するときには室温に戻っている
●経腸栄養剤の温度が低いと、下痢を引き起こす	●下痢を引き起こす要因は、経腸栄養剤の温度よりも注入速度や浸透圧のほうが影響が大きい
●加温による感染のリスクは考えていない	●加温により、細菌感染のリスクが高まる可能性がある
●加温によるチューブからの環境ホルモン溶出は考えていない	●加温により、チューブからの環境ホルモン溶出量が増加する

〈引用文献〉
1. 野崎園子：経腸栄養剤の温め方. 難病と在宅ケア 2007；13(1)：29-30.
2. 日本静脈経腸栄養学会：コメディカルのための静脈・経腸栄養ガイドライン. 南江堂, 東京, 2000.
3. 田中睦子, 河野健治, 花輪剛久, 他：経腸経管栄養療法時におけるポリ塩化ビニル製チューブからのフタル酸ジ-2-エチルヘキシルの溶出. 医療薬学 2002；28(2)：152-156.

10. 栄養・食事ケア

3 PEG周囲からの"漏れ"で「カテーテル径を上げてはいけない」

小川滋彦

経皮内視鏡的胃瘻造設術（percutaneous endoscopic gastrostomy；PEG）で造設した瘻孔周囲からの漏れは、胃瘻の長期管理上、最も対応の難しいものの1つです。

漏れの原因は瘻孔が開大することですから、なぜ開大してしまったかを考えてみれば、その反対の処置をすればよいことにはなります。

瘻孔開大は、瘻孔にPEGカテーテルの圧が加わり、圧迫虚血が生じたために発生するといわれています。したがって、表1[1]の「⑦バンパー（内部ストッパー）を締めつける」は、絶対にやってはいけない処置ということがわかります。同じ理由で、「⑥PEGカテーテル径のサイズアップ」もお勧めできません。

どちらの方法も、"圧をかけて漏れを止めよう"という考えからなされるのだと思いますが、**さらなる圧迫を発生させ、瘻孔開大が悪化**します。

「③いったん抜去し、瘻孔の縮小を待って再挿入」が推奨されます（ただし、バルーン型でしかできない方法）。

「⑤栄養剤の粘度増強・固形化」はよく行われる方法で、栄養剤の漏れには有効ですが、胃液の漏れに効果が期待しにくいです。

難渋する漏れに対して確立された治療法はなく、最悪の場合、PEGカテーテルが抜去されることがあります。抜去後にも漏れが止まらない場合は、**表2**の方法が試みられています[2]。

〈引用文献〉
1. 小川滋彦：在宅PFG管理のすべて（4）―胃瘻のスキンケア（2）．日本医事新報 2003；4122：49-52．
2. 今里 真，髙橋美香子：瘻孔閉鎖不全．小川滋彦監修，PEGのトラブルA to Z トラブルから学ぶ対策そして予防，PEGドクターズネットワーク，東京，2009：105-110．

表1 瘻孔からの栄養剤の漏れ（栄養剤リーク）の対策

△	①PEGカテーテルを腹壁に対して垂直に立てておく
△	②PEGカテーテルのタイプ変更
○	③いったん抜去し、瘻孔の縮小を待って再挿入
△	④胃瘻部を縫縮
◎	⑤栄養剤の粘度増強・固形化
×	⑥PEGカテーテル径のサイズアップ
××	⑦バンパーを締めつける

（文献1より引用）

◎：推奨される方法
○：一応推奨されるが、注意が必要
△：試してみてもよいが、効果不明
×：なるべく避けるべき方法
××：絶対にやるべきでない方法

> 漏れを止めるために「締めたり」「径サイズを上げたり」すると、よけいに瘻孔が広がる！

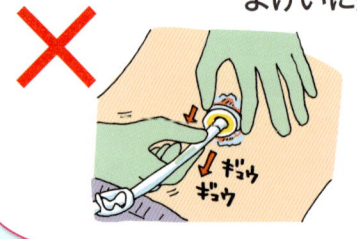

外部ストッパー／PEGカテーテル本体／腹壁／胃壁／内部ストッパー

表2 PEGカテーテルを"抜去"したあと、漏れが止まらない症例への対応

外科的切除	●外科的に直接瘻孔を切除し、胃壁を縫合閉鎖する
フィブリン糊	●フィブリン糊を瘻孔に充填する
内視鏡的クリッピング	●内視鏡を挿入し、胃壁内側よりクリップなどで瘻孔を縫縮する
ディスポーザブルトレパンの使用	●皮膚科で用いる円筒状の打ち抜き器を使用して瘻孔部の肉芽を除去し、瘻孔閉鎖を図る

10. 栄養・食事ケア

4 PEGカテーテルの慢性期に「Y字ガーゼは挟まない」

小川滋彦

まず、胃瘻（PEG）部に「ガーゼを使用することはない」と考えてください。

完成した胃瘻はおヘソと同じように、基本的には何も当てないのが正しいのですが、分泌物によって衣類を汚さないために何かを当てておきたいことがあります。しかし、**ガーゼはいったん濡れると乾きにくく、"ガーゼ皮膚炎"ともいえる状態を引き起こし**、さらに**繊維が皮膚や肉芽に付着しやすい**との理由で好ましくありません。

そこで、図1のように、**ティッシュこより（ティッシュペーパーをこより状にしたもの）を結んでおく**ことが推奨されています。ただし、外部ストッパーと皮膚の距離が、2cm以上"あそび"をとれない場合は、折り畳んだティッシュペーパーをY字に切り込んで当てておきます。

図1　ティッシュこよりの様子

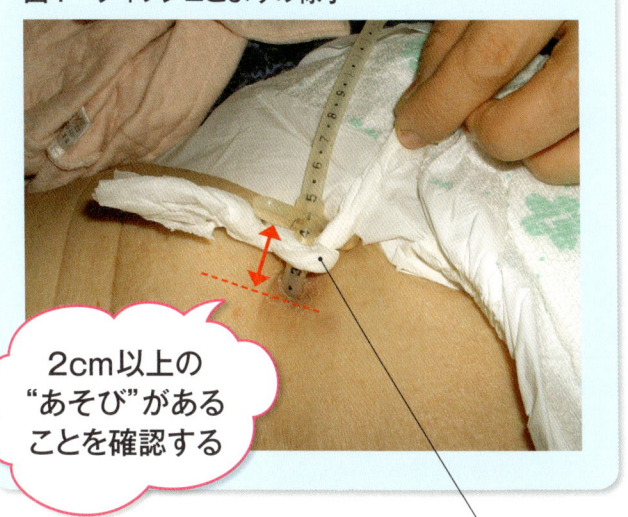

2cm以上の"あそび"があることを確認する

ティッシュこより（ティッシュペーパーをこより状にしたもの）

コラム

JSPENガイドライン3（2013）

日本静脈経腸栄養学会（JSPEN）の『静脈経腸栄養ガイドライン第3版』（2013）[1]では、栄養療法の選択基準を右記のように示しています。ここでは、「腸が機能しているときは腸を使う」ことを大原則とし、経腸栄養を選択することを基本としています。しかしながら、対象疾患によっては必ずしも経腸栄養のほうがよいというわけではなく、それぞれの特徴をよく理解し、病態に応じて柔軟に対処することを推奨しています。

■Ⅱ 栄養療法の選択基準

Q4	静脈栄養と経腸栄養の選択基準は？	
A4.1	腸が機能している場合は、経腸栄養を選択することを基本とする。	AⅡ
A4.2	経腸栄養が不可能な場合や、経腸栄養のみでは必要な栄養量を投与できない場合には、静脈栄養の適応となる。	AⅡ

『JSPENガイドライン3』におけるランク付け
● 推奨のランク付けにおける：A＝「強く推奨する」
● 臨床研究論文のランク付けにおける：Ⅱ＝「RCTではない比較試験、コホート研究による実証」

（文献1、PARTⅠ栄養管理の重要性および栄養投与経路選択・管理の基準／栄養療法の種類と選択・Ⅱ栄養療法の選択基準、口絵「QR3」より引用）

〈引用文献〉
1．日本静脈経腸栄養学会 編：静脈経腸栄養ガイドライン第3版．照林社，東京，2013：QR3，14-15．

コラム

JSPENガイドライン3（2013）

『静脈経腸栄養ガイドライン－第3版』(2013)[1]では、栄養療法の種類を下記のように定義づけています。

栄養療法は、まず「静脈栄養法(parenteral nutrition；PN)」と「経腸栄養法(enteral nutrition；EN)」の2種類に分類されます。さらに、静脈栄養法の実施方法として「末梢静脈栄養法(peripheral parenteral nutrition；PPN)」と「中心静脈栄養法(total parenteral nutrition；TPN)」があり、経腸栄養法の実施方法として「経口摂取」と「経管栄養法」に分けられます。

また、このガイドラインでは「補完的中心静脈栄養(supplemental parenteral nutrition；SPN)」という新たな用語が提唱されています。このSPNとは、TPNにおいて「食事や経腸栄養を併用され、中心静脈栄養による投与エネルギー量が総投与エネルギー量の60％未満である場合」と示されています。

現場でよく使われている「CPN(central parenteral nutrition)」や「IVH(intravenous hyperalimentation)」などの用語は使われていません。

■I 栄養療法の種類

Q1	栄養療法には、どのようなものがあるか？
A1	静脈栄養法(parenteral nutrition：PN)と経腸栄養法(enteral nutrition：EN)がある。
Q2	静脈栄養の実施方法にはどのような種類があるか？
A2.1	末梢静脈内に栄養素を投与する末梢静脈栄養法(peripheral parenteral nutrition：PPN)と中心静脈内に栄養素を投与する中心静脈栄養法(total parenteral nutrition：TPN)がある。
A2.2	食事や経腸栄養を併用することによって、中心静脈栄養の投与エネルギー量が総投与エネルギー量の60％未満になっている場合を、特別に補完的中心静脈栄養(supplemental parenteral nutrition：SPN)と呼ぶ。
Q3	経腸栄養の実施方法には、どのような種類があるか？
A3	経口的に摂取する方法と経管栄養法とがある。経管栄養法は、経鼻アクセス、消化管瘻アクセス（胃瘻、空腸瘻、PTEG）などを用いて経腸栄養剤を投与する。

(文献1、PART I 栄養管理の重要性および栄養投与経路選択・管理の基準／栄養療法の種類と選択・I 栄養療法の種類．口絵「QR2」より引用)

■TPNとSPNの関係

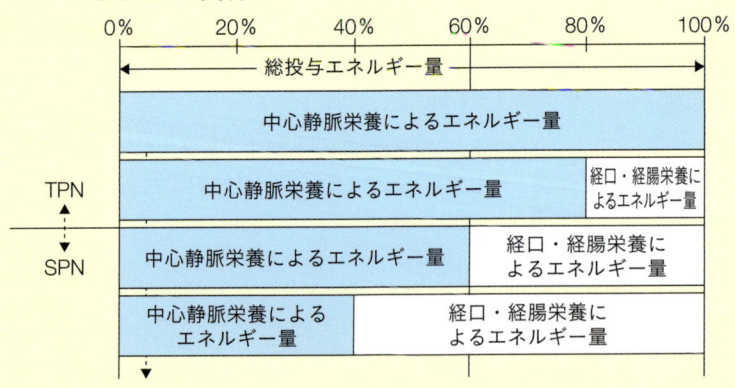

TPN：total parenteral nutrition、中心静脈栄養
SPN：supplemental parenteral nutrition、補完的中心静脈栄養

(文献1、p.20より引用)

〈引用文献〉
1. 日本静脈経腸栄養学会 編：静脈経腸栄養ガイドラインー第3版．照林社，東京，2013：QR2，13-23．

11 透析ケア

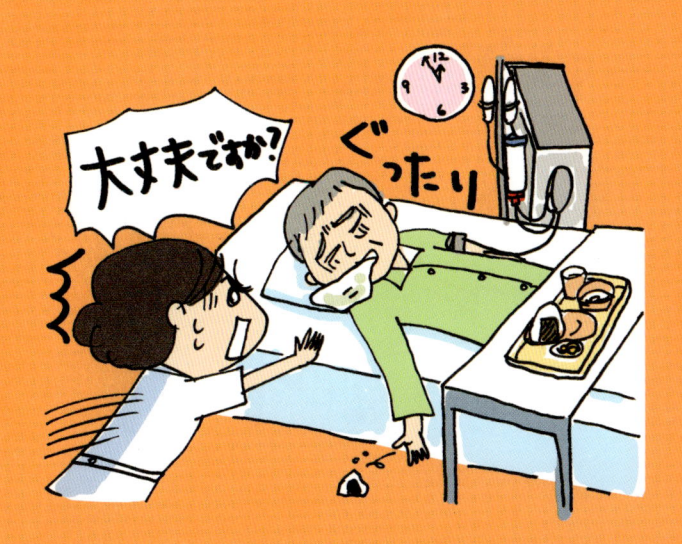

11. 透析ケア

1 透析中の食事は「対象者によっては禁止」、摂る場合はギャッチアップか座位で

折部知子

透析中の食事はその内容、タイミング、体位、そして食事に対する意識そのものが時代とともに変化しています。

その背景に、2004年の診療報酬改定による食事加算廃止があります。以前は透析中に食事時間が重なる場合、配膳し透析治療をしながら食事をしていました。しかし改定後、食事代は自己負担となり、病院が用意する施設や宅配業者への委託、弁当の持ち込みなどその内容もさまざまです。

栄養学的には透析は異化を促進させる状態であり、透析中に食事を摂ることは、空腹にならないように栄養補給を行うことで体タンパクの異化がある程度防止されることが期待できます[1]。

しかし近年は、高齢化や糖尿病患者の増加に伴い、血圧管理が難しく食事による血圧低下をきたしやすい状況があります。

●透析中の食事は血圧低下のリスクがある

透析中に食事を摂ることは、血圧低下を引き起こす原因となる場合があります。それは食べた物を消化するため血液が消化管に集中し、体内の有効循環血液量が減少するためです。このため、自律神経障害を合併していることが多い糖尿病患者、高齢患者、長期透析患者では、より血圧低下が起こりやすくなります。

さらに、食事のため透析中に座位になることで、血液が下肢に集中するため血圧が下がりやすくなります。だからと言って臥位での食事では、飲み込みにくく誤嚥のリスクが高まり、血圧低下が重なれば窒息の危険性が生じ、実際に重篤な事故に至った報告[2]もあります。

また、シャント肢を動かせない片手での食事は、体動による抜針事故のリスクが生じます。

これらのことから安全面を考慮すると、**糖尿病合併などで血圧低下の恐れのある患者、嚥下機能の低下がみられる高齢者などは、透析中の食事は原則禁止**とし、逆流性食道炎、腹痛や下痢を起こしやすい患者なども避けたほうがよいでしょう（**図1**）。

●透析中に食事を摂る場合はギャッチアップか座位で

最近は、透析中の食事は避け、透析後のゆったりとした環境で摂ることを勧める施設もあり、栄養指導を兼ねた食事を用意し、患者同士の交流場所として提供している施設も多くなっています。

一方、透析中に食事を摂る場合、血圧低下は除水が進んだ透析後半で起こりやすいため、透析開始後の早めの時間帯が望ましいです。ただし最初に食事量を除水量に加えるとさらに血圧が下がりやすくなるため時間除水量の工夫が必要です。

体位はギャッチアップ（頭側挙上）か座位で、必ず食事中・食後の十分な観察が必要です。

〈引用文献〉
1. 熊谷裕通：透析患者の栄養管理．Nutrition Care 2012；5(1)：42-43．
2. 平澤由平，内藤秀宗，栗原 怜，他：透析医療事故の実態調査と事故対策マニュアルの策定に関する研究．透析会誌 2001；34(9)：1257-1286．

〈参考文献〉
1. 持田泰寛，大竹剛靖，小林修三：マンガでわかる透析中の血圧低下12.のケース．透析ケア 2013；19(9)：38-40．

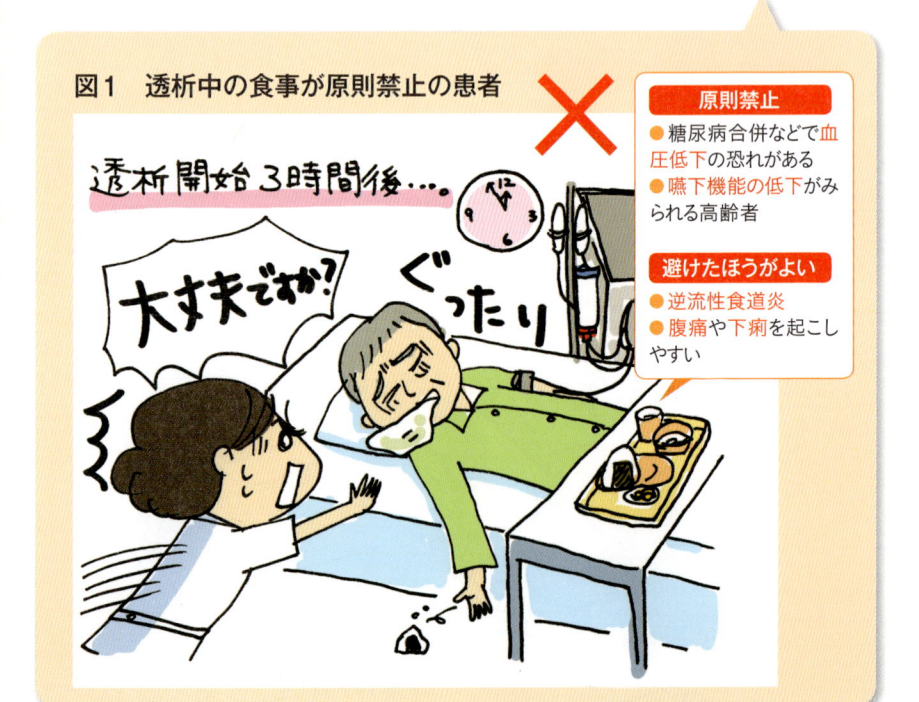

図1 透析中の食事が原則禁止の患者

原則禁止
- 糖尿病合併などで血圧低下の恐れがある
- 嚥下機能の低下がみられる高齢者

避けたほうがよい
- 逆流性食道炎
- 腹痛や下痢を起こしやすい

11. 透析ケア

2 透析中に緊急災害が起こった場合、「遮断しないで血液回収する」

折部知子

日本は、世界で発生している地震の約10%を占める地震大国です[1]。

そのような環境にあって、腎臓の代替療法である透析治療は、高度な医療機器、きれいな水、電気が必要なため、災害の影響を受けやすい医療といえます。しかしながら、災害対策は実際起こってみないと何が最適な方法か確かめることができないのが現実です。

緊急災害時に、震度5強以下の地震では透析不能になることはまずありません[2]。そこで、ここでは震度6以上の地震時の緊急離脱方法について解説します。

●実際に大地震が起こったとき回路離断は難しい

透析中に災害が起こった場合、透析を緊急に中止し、一刻も早くベッド上から患者を解放するための緊急離脱を行います。その方法として、透析中の患者の回路をハサミやセーフティーカットなどで離断する方法が取られていました。

しかし実際の災害時、パニックになった患者が離断セット内のクランプ用ペアンと切断用ハサミを間違える事故や、回路離断の訓練はしていたものの、不安で実施には至らなかった施設もありました。

震災というパニック状態では、通常の手慣れた手技を用いることが重要であり、その後の新潟県中越地震では、通常回収による日常習熟した方法で短時間に多くの患者を離脱させたとの報告[3]があります。

●通常の血液回収が緊急離脱の第一選択に

上記の経験から、東日本大震災学術調査において「緊急離脱は事態の切迫度に応じて選択されるが、**ふだんの診療において慣れている方法が安全であり、通常の返血を第一選択とする**」[3]と提言されました（図1）。

実際に、透析治療中に発生した東日本大震災では、宮城県67.4%、福島県71.4%が通常の血液回収による透析中止を選択し、無事に避難できています[4]。また90.4%が、何らかの緊急離脱用の対策[*1]を講じていたことからも、地震大国に住む私たちの災害対策は日々進化しており、今後も「防災対策」から「減災対策」への模索が続くと考えます。

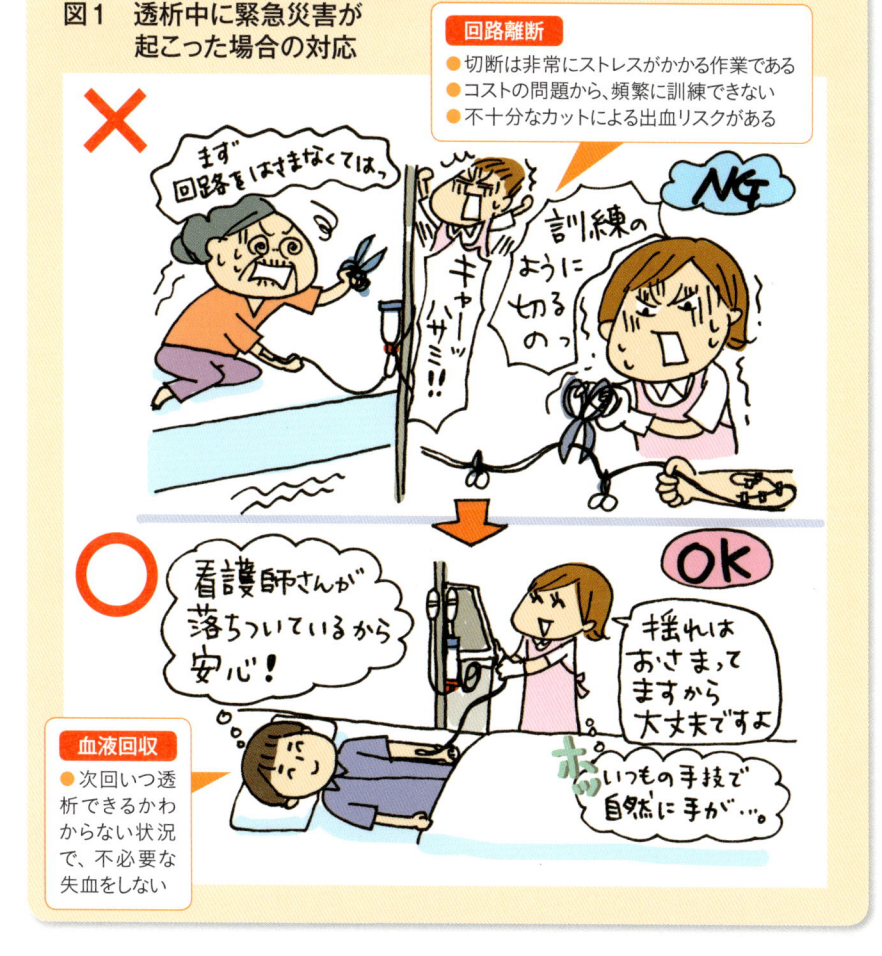

〈引用文献〉
1. 国土交通省気象庁：地震について. http://www.jma.go.jp/jma/kishou/know/faq/faq7.html（2014.8.1アクセス）
2. 赤塚東司雄：透析室の災害対策マニュアル. メディカ出版, 大阪, 2008：12-37.
3. 鈴木正司：II災害に学ぶ―過去から（3）2004年新潟県中越地震. 透析医療における災害対策, 臨林透析 2006；22(11)：1491-1496.
4. 日本透析医学会 東日本大震災学術調査ワーキンググループ編著：東日本大震災学術調査報告書―災害時透析医療展開への提言―. 医学図書出版；2013：13.

図1 透析中に緊急災害が起こった場合の対応

回路離断
- 切断は非常にストレスがかかる作業である
- コストの問題から、頻繁に訓練できない
- 不十分なカットによる出血リスクがある

血液回収
- 次回いつ透析できるかわからない状況で、不必要な失血をしない

[*1]＝事態が切迫した状態への備えとして、逆流防止弁付き留置針や緊急離脱用ループなどもある。

> コラム

慢性血液透析用バスキュラーアクセスの作製および修復に関するガイドライン（2011）

　腎不全の治療法である血液透析を行うためには、バスキュラーアクセス（VA）の存在が必須です。VAのうち、ここではシャントについて説明します。

　シャントは、主に橈骨動脈と橈側皮静脈を手術でつなぎ造設します。血液透析の際は、そのシャントから血液を取り出し（脱血）、腎臓の機能を代替するダイアライザー（血液浄化器）を通すことで血液中の余剰水分や尿毒素の除去、電解質の調整を行い、浄化された血液を再び体内に戻します（返血）。

　透析治療を安定して行うためには、シャントを適切に管理しながら狭窄や感染などのトラブルを予防し、トラブルが生じた場合には早期発見・早期治療が重要です。そのため、閉塞の原因となる狭窄を、いかに早く発見するかが課題であり、シャントの観察では「見る」「聴く」「触れる」ことが基本となります。また、ふだんのケアにおいては、シャント肢での血圧測定、血管確保、採血を行わないよう注意しましょう[1]。

　さらに、血液透析の命綱ともいえるシャントの状態を良好に保つためには、医療者はもちろんのこと、透析治療を受ける患者自身にもシャントについて十分に理解してもらう必要があります。

■シャントトラブルを防ぐ主なポイント

症状	主な予防ポイント
閉塞・狭窄	●シャント血管を圧迫しない（血圧測定を行う位置、手枕、腕時計、かばんを掛ける位置などに注意） ●血圧の急激な低下を避ける ●体液量の極端な増減を避ける ●患者がシャントの管理をできるよう指導する（血圧測定や静脈注射、採血は避ける必要があることを理解してもらう）
感染	●シャント肢での採血、点滴など透析以外の穿刺を避ける ●透析穿刺時の確実な清潔操作 ●皮膚を清潔にする ●かぶれ、乾燥など皮膚の異常をケアする ●栄養状態を改善する

（文献2、p.20より引用）

〈引用文献〉
1. 日本透析医学会：2011年版慢性血液透析用バスキュラーアクセスの作製および修復に関するガイドライン．透析会誌 2011；44：855-937．
2. 坊坂桂子：シャントを観察する際、どんな点に注意すると異常が見抜けますか？エキスパートナース 2013；29(12)：20-21．

12

新生児・小児ケア

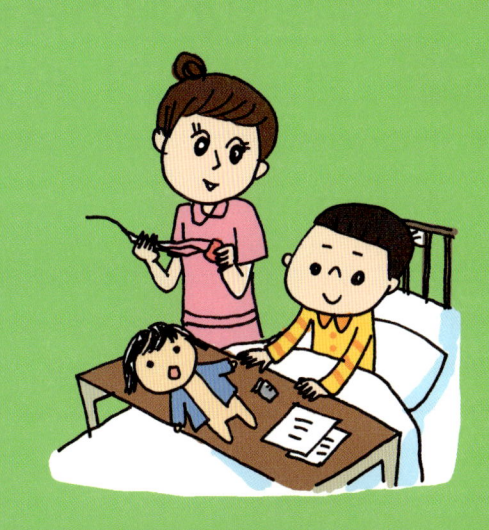

12. 新生児・小児ケア

1 出生直後は「沐浴をしない」「無理やり胎脂を取り除かない」

森脇智秋

●早期の沐浴は体温を奪い、母乳育児の弊害にもなる

わが国には古くから出生直後に産湯に入れるという習慣があり、病院や産院でも第1沐浴が行われていました。しかし、最近は新生児の循環動態や体温が安定しない出生直後は、ほとんどの病院では第1沐浴を行っていません。

欧米の清拭に関するエビデンスでは、新生児の体温が安定する前に清拭を行った場合、低体温やその結果として**酸素消費量や呼吸数の増加につながる**という結果から、生後最初の清拭は、児の体温が少なくとも2～4時間安定していることを確認してから行うべき[1]といわれています。

生後最初の「沐浴」も同じことがいえます。新生児は生後15分ころに、まず自分の手についた羊水のにおいを嗅ぐ、なめる、味わうなどの行動をし、そのあと乳房や乳首を求める行動がみられる[2]ため、出生直後の沐浴は母乳育児の視点からも弊害があると思われます。

●皮膚の保護のため、胎脂は取り除かない

感染予防の観点からも、新生児についている胎脂を完全に無理やり取り除く必要はありません。

胎児の角質は層状ではなくばらばらに配列しており、出生後数日間は不十分であるため、**胎脂は新生児の皮膚防御機能の一部を担います**[1]。

また、胎脂は細菌侵入に対する保護作用や創傷治癒、皮膚のバリア機能の発達にも寄与しており、不完全ながら感染に対するバリア機能を有します。よって、出生直後に沐浴を行い、石けんなどの界面活性剤で胎脂を洗い流すことは、感染予防の視点から弊害だと思われます。

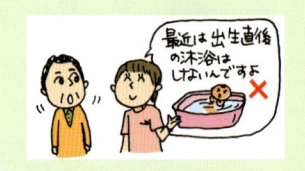

赤ちゃんを家族（特に祖父母）に対面させるときは、できるだけ顔に血がついていないようにお顔はきれいに拭いておきましょう。また、最近は沐浴をしないことを説明しましょう。以前は第1沐浴をしていたので、「きちんとお風呂に入れていない」と誤解されるかもしれません。

〈引用文献〉
1. 山田恭聖：皮膚ケアと感染対策. NICU最前線 場面別Q&Aで学ぶエビデンス まるわかりNICU感染対策, ネオネイタルケア 2009；22(11)：1142-1151.
2. 山内芳忠：周産期ケア　エビデンスを求めて. 小児科編 育児・母子保健 出生直後の沐浴は必要か？, 周産期医学 2004；34（増刊）：503-505.

---

12. 新生児・小児ケア

2 新生児の眼の清拭時は、「目尻→目頭」の方向で行う

佐々木綾子

新生児の保清方法である清拭法と沐浴法では、お湯を使い、眼の清拭を行います。看護学の以前の教科書では、新生児の眼を「目頭から目尻」に向かって清拭する方法が推奨されていました。このため、臨床現場では長い間、この方法で行われてきました。

しかし、現在では、「目尻から目頭」の方向で清拭する方法が推奨されています。その理由は、涙の流れるしくみにあります（図1）。

涙は、目尻側の涙腺から分泌され、まばたきの際に瞼が目尻側から閉じることにより目頭側に追い出され、図1-❶～❼の順で流れます[1]。そのため、新生児の眼の清拭時は、**涙の流れを妨げず、眼脂の排泄方向に沿って、「目尻→目頭」の方向**で行う方法が推奨されます。

具体的には、次の手順で清拭します。
① きれいな湯にガーゼを浸して、片手

で手掌に握りこんで絞る
②片方の眼を目尻から目頭へ向け拭く
③ガーゼの面を変えるか、湯で洗う
④もう片方の眼を拭く

　また、新生児は、眼と鼻をつなぐ鼻涙管（図1-❻）が細いため、涙がうまく流れず、涙とともに眼脂をうまく涙嚢内に洗い流すことができません。そのため、多くの新生児で涙目や軽度の眼脂がみられます。この観点からも、目尻→目頭の方向での清拭が望ましいでしょう。

〈引用文献〉
1. 所　敬 監修, 吉田晃敏, 谷原秀信 編：現代の眼科学 第11版. 金原出版, 東京, 2012：76.
2. 本田孔士 編：目でみる眼疾患. 文光堂, 東京, 2009：20-21.

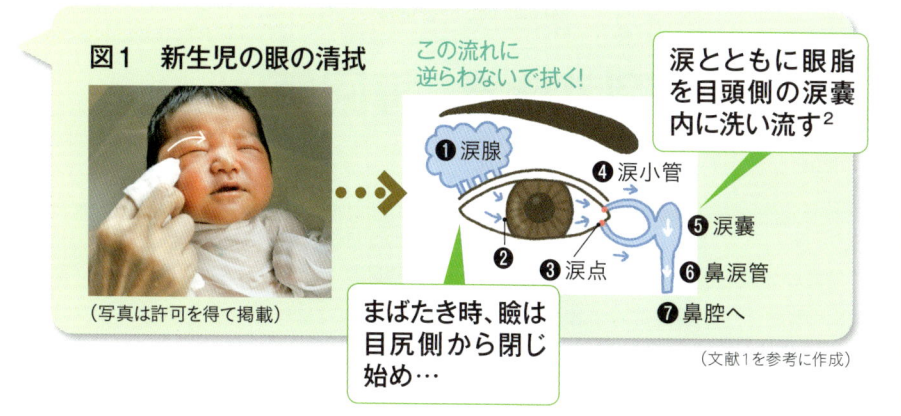

図1　新生児の眼の清拭

この流れに逆らわないで拭く！

❶涙腺　❹涙小管　❷　❸涙点　❺涙嚢　❻鼻涙管　❼鼻腔へ

涙とともに眼脂を目頭側の涙嚢内に洗い流す[2]

まばたき時、瞼は目尻側から閉じ始め…

（写真は許可を得て掲載）

（文献1を参考に作成）

〈参考文献〉
1. 大野重昭 監修, 木下　茂, 中澤　満 編：標準眼科学 第11版. 医学書院, 東京, 2010：7.

---

12. 新生児・小児ケア

3　授乳のとき、「乳首を清浄綿で拭かない」

森脇智秋

　以前は授乳の前に、乳腺炎の予防や感染防止のため、乳首を清浄綿で清拭するように指導していました。

　しかし、乳房清拭と乳腺炎の関連はなく、**乳房を清拭してもしなくても、検出される細菌は常在細菌であった**とのことです[1]。したがって、授乳時に乳房を清浄綿で拭くという指導は不必要な援助であることがわかります。

　また、分娩後早期からの母と子の「肌と肌の触れ合い」(skin to skin contact；SSC) により、母体の口腔・皮膚と同じ常在細菌叢が児に早期定着することで、**病原菌の定着阻止や感染発症が減少する**ことが報告[2,3]されているそうです。つまり、感染予防のためにもお母さんの皮膚と同じ常在細菌叢を赤ちゃんに早期に定着させるほうがよいので、お母さんの乳房を清拭する必要はありません。

　分娩直後に、児と母親の触れ合いを大切にして乳房を清浄綿で清拭せず直接授乳させているのに、授乳のときは清浄綿の清拭を指導するところがあり、本当におかしなことだと思います。分娩室は助産師、新生児室は看護師と、その施設のスタッフにより意識の差があるのかもしれません。

　授乳婦の乳房清拭に関する主な情報源は「看護師・助産師」が96.6％であり、看護者の指導が、授乳婦の乳房清拭の状況に影響しています[4]。看護者がエビデンスに基づいて消毒が不要なことを伝えるのはとても重要です。

〈引用文献〉
1. 吉留厚子, 林猪都子, 後藤由美：清浄綿による褥婦の乳房清拭前・後の乳輪部細菌の比較. 母性衛生 2001；42(4)：515-519.
2. 日本ラクテーション・コンサルタント協会 編：母乳育児支援スタンダード. 医学書院, 東京, 2012；27.
3. 鈴木昭子, 中村友彦, 小宮山淳, 他：超低出生体重児の上気道常在細菌叢と口腔内母乳塗布のMRSA保菌への影響. 日本小児科学会雑誌 2003；107(3)：480-483.
4. 東博美, 河副みゆき, 山田須美恵, 佐々木綾子, 他：母乳育児支援に関する基礎的研究 授乳時の乳房の清潔に関する実態および看護者と母親の認識. 福井医科大学研究雑誌 2002；3(1/2)：17-24.

〈参考文献〉
1. 吉留厚子, 杉下知子：乳房清拭と乳房障害との関係についての調査. 母性衛生 1997；38(4)：350-354.

12. 新生児・小児ケア

4 授乳のとき、毎回毎回「授乳量はチェックしない」

森脇智秋

　母乳の分泌の生理として、乳汁生成には3段階あり、時期によって授乳分泌の生理が異なります。入院期間中（産後5日まで）は乳汁生成Ⅰ期・Ⅱ期にあたり、児の吸啜により乳汁分泌にかかわるプロラクチンの濃度が高くなる時期です[1,2]。

　この時期の授乳は、授乳前後に授乳量をチェック（前後の児の体重測定）することより、きちんと児の吸啜ができているかをチェックするほうが重要です。

　大切なことは、お母さんがきちんと赤ちゃんを抱っこし、赤ちゃんが上手に吸えるようになっているか、つまり**ポジショニング（授乳姿勢、抱き方）とラッチオン（吸着、含ませ方、吸いつかせ方）**のチェックです。

　授乳量のチェックは、よく出ている場合は励みになりますが、出ていない場合は母親のストレスになります。加えて、前後の児の体重測定は、1回の授乳量に幅があることなどにより、"1日の授乳量全体"を評価するには不正確[3]です。

　地域の母乳相談で、「家には体重計がないので母乳が十分に出ているのかどうかわからない」というお母さんの声を聞きます。毎回の授乳前後の体重測定による授乳量のチェックは、かえって自分の授乳の状態を判断できなくするのだと思います。

　よって、授乳のとき、毎回毎回授乳量をチェックはする必要はありません。

● **7%以上の体重減少では授乳の見直しを**

　しかし新生児の管理としては、体重測定は重要です。**生理的体重減少の程度や退院までに体重増加がみられるか**は必ずチェックしておきましょう。また、7%以上の生理的体重減少では、補足を行うのではなく授乳を見直す必要[4]があります。

〈引用文献〉
1. 水野克己：母乳育児学. 南山堂, 東京, 2012：14-15.
2. 日本ラクテーション・コンサルタント協会 編：母乳育児支援スタンダード. 医学書院, 東京, 2012：100-101.
3. 関　和男：新生児・乳児編 栄養、排泄など　新生児期 母乳がどのくらい出ているかわかりません。1日どれくらいのオッパイを飲めばよいのですか？. 周産期医学編集委員会 編, 周産期相談318 お母さんへの回答マニュアル, 周産期医学 2009；39（増刊）：620-621.
4. 水野克己：母乳育児学. 南山堂, 東京, 2012：67.

---

12. 新生児・小児ケア

5 子どもの採血では「家族に付き添ってもらうとよい」

林原健治

● **家族の付き添いで、多くの幼児は動かずに採血を受けられる**

　採血は侵襲度の高い処置の1つであり、子どもが体験する恐怖と苦痛は非常に大きいものです。その恐怖や苦痛を最小限にするためには、**子どもが少しでも安心して処置に臨めるように環境を整えること**が重要です。

　『子どもの権利条約』[1]の第9条では、「児童がその父母の意思に反してその父母から分離されない」とあります。また、家族は子どもが採血を受ける際に、本人が不安になることを心配し、採血のときには子どもと一緒にいて励ましたいと考えています[2]。

　当然ながら子どもにとっては、重要他者である**家族に付き添ってもらったほうが安心できる**でしょう。実際に、家族が子どもを抱っこして付き添ったところ、7割近くの幼児は動かずに採血等の処置を受けることができたという報告[3]もあります。

　しかし、子どもが採血を受ける際に家

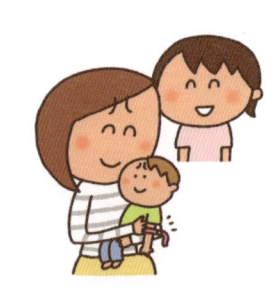

族を付き添わせない場合が依然として多いことが明らかになっています(図1)[4]。果たしてそれで本当によいのでしょうか。

● 医療者側の都合で
　付き添いを拒否しない

図1[4]で家族が付き添っていない理由をみると、これらはすべて医療者側の都合によるものです。

恐怖や苦痛を伴う採血という処置に際して、「患児が甘えて不安定」になることは当然でしょう。また、「家族が動揺する」のは、家族に対する医療者のかかわりが不足していることにより、家族自身が採血時の状況に対処できないからであるとも考えられます。

そして、"家族の付き添いは「医療行為の妨げ」である"という医療者の認識はなぜ生じるのでしょうか。じつは医療者自身が家族の付き添いによって緊張し、自分たちのペースで採血を実施できないことにとまどっているのではないでしょうか。家族の付き添いは確かに医療者にとってプレッシャーであるかもしれません。しかし、それは**医療を享受する側である子どもや家族の権利を守る**ための大切な緊張でもあります。

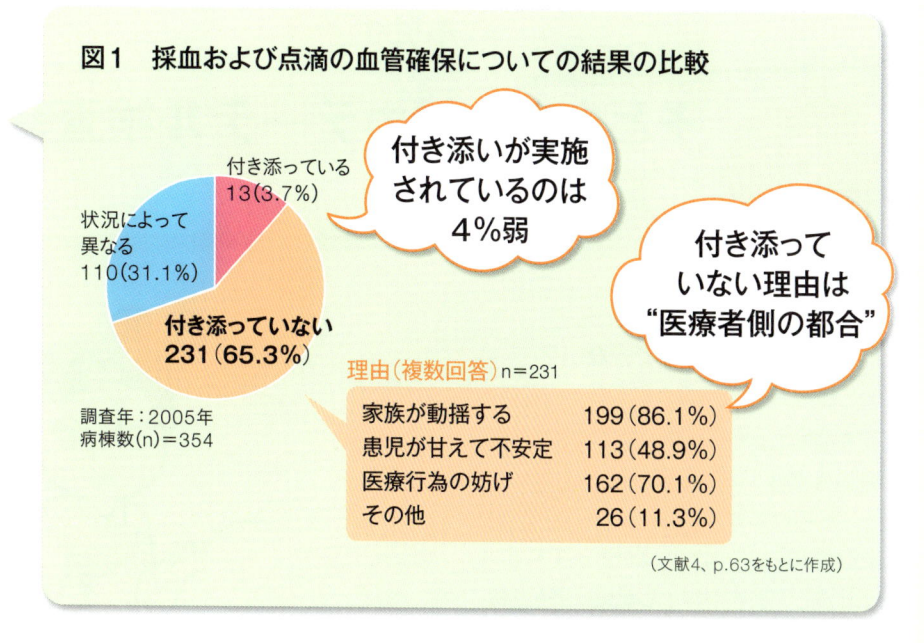

採血の際にどのように協力してほしいのかを子どもや家族に事前に伝えたうえで、実際の場面では医療者側の状況も伝えていきましょう。常にコミュニケーションを図りながら採血を実施することが、子どもと家族の権利を守ると同時に、子ども中心の医療を提供することにつながります。

図1　採血および点滴の血管確保についての結果の比較

- 付き添っている　13（3.7％）
- 状況によって異なる　110（31.1％）
- 付き添っていない　231（65.3％）

調査年：2005年
病棟数(n)＝354

付き添いが実施されているのは4％弱

付き添っていない理由は"医療者側の都合"

理由（複数回答）n＝231

家族が動揺する	199（86.1％）
患児が甘えて不安定	113（48.9％）
医療行為の妨げ	162（70.1％）
その他	26（11.3％）

（文献4, p.63をもとに作成）

〈引用文献〉
1. 日本ユニセフ協会ホームページ 「子どもの権利条約」全文. http://www.unicef.or.jp/about_unicef/about_rig_all.html（2014.8.1アクセス）
2. 岡崎裕子, 楢木野裕美, 高橋清子, 他：採血・点滴を受ける幼児のプレパレーションにおける家族の参画に関する家族の認識. 日本小児看護学会誌 2011；20(2)：33-40.
3. 中村朱里, 朝賀智恵子, 櫻井淑子, 他：親が抱っこして処置する方法の有用性について. 外来小児科 2013；16(1)：92-94.
4. 鈴木恵理子, 小宮山博美, 宮谷　恵, 他：小児の侵襲的処置における家族の付き添いの実態調査―2005年の調査を1995年の調査と比較して―. 日本小児看護学会誌 2007；16(1)：61-68.

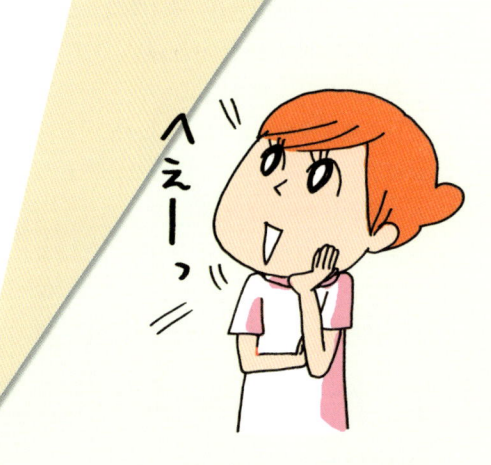

12. 新生児・小児ケア

6 子どもの心臓カテーテル検査後は「"抑制"しない」

林原健治

●"抑制"しなければ
　安静を図ることはできない？

　心臓カテーテル検査終了後の安静は、穿刺部位からの再出血の防止に加え、血腫形成を防ぐためにもきわめて重要です。そのため穿刺部位の屈曲を避け、下肢全体の安静を図る必要があります。

　しかし、検査が終了し病室に戻り覚醒した子どもにとって、**床上安静を続けることは注射や採血よりも大きな苦痛**です[1]。そのうえ穿刺部位の疼痛、麻酔や造影剤の影響による悪心や嘔吐、発熱等、身体のさまざまな不快感を抱えているのですから、子どもが啼泣し体動するのはごく自然なことです。そのため従来から安全確保のための止むを得ない手段として"抑制"が必要不可欠とされ、実施されてきたのであると考えます。しかし、"抑制"しなければ本当に安静を図ることはできないのでしょうか。

●プレパレーションや気分転換が
　安静を図ることにつながる

　小児看護の領域では以前よりプレパレーション[*1]が提唱され、その概念が徐々に普及し実践に結びつけられています。心臓カテーテル検査でも、プレパレーションを踏まえたかかわりによって子どもが検査後に自ら安静を図ることができたという報告[2]もあります。

　また、親が子どもに付き添うことにより、子どもは安心しリラックスでき、安静を図りやすくなると考えられます。例えば、子どもが親に抱っこを求めて激しく啼泣し体動しているときは、抑制具を用いるよりも、親が抱っこをするほうがはるかに容易に安静を図れることもあります（もちろん、事前に穿刺部位の止血を十分に確認する必要があります）。また、DVDや絵本など、意識を集中しやすい媒体を子ども自身が選択し使用することによって、気分転換を図り安静に過ごすことができます。

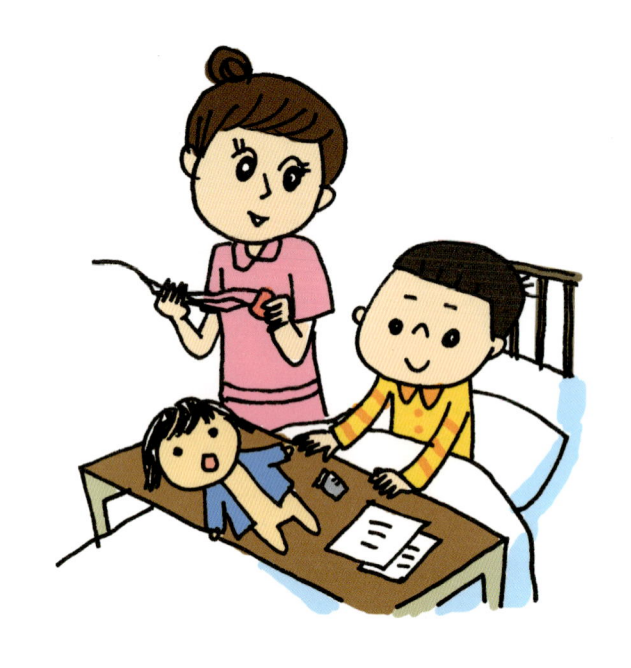

●根拠のない長時間の安静を
　子どもにしいてはいけない

　そして、できれば**安静時間は可能な限り短いほうがよい**でしょう。全国調査によると、安静時間の平均は静脈穿刺で5.80時間、動脈穿刺で6.74時間でしたが[3]、実際には施設によって異なっており根拠は存在しません。それなのに、例えば翌朝まで床上安静を強制していては、"抑制"どころか「拘束」となってしまいます。

　安易に"抑制"するのではなく、どのようにすれば適切に安静を図ることができるのかを、子どもや家族とともに考えながらかかわることが大切です。

〈引用文献〉
1. 美谷恵里奈, 荒木裕子, 櫻井晴香, 他：心臓カテーテル検査を受ける幼児期後期の子どもの不安・苦痛の実態―アンケート結果より効果的なプリパレーションの導入に向けて―. 日本看護学会論文集・小児看護 2008；39：170-172.
2. 松谷知佳, 寺井孝弘, 大田黒一美, 他：心臓カテーテル検査を受ける幼児期後期の子どもへの効果的なプリパレーションの検討. 日本看護学会論文集・小児看護 2010；41：41-44.
3. 小川純子, 中西敏雄, 宗村弥生, 他：子どもの心臓カテーテル検査・治療における施設での基準と実施状況―看護ガイドライン作成に向けて―. 日本小児循環器学会雑誌 2013；29 suppl：361.

*1【プレパレーション】＝入院や治療による子どもの心理的混乱を最小限にし対処能力を支えるために、事前に子どもに説明したり周りの環境を整えたりすること。

巻末資料
「今は"なぜ"こうする？ 看護ケア（一覧）」

● 本書で紹介した全83項目の看護手技について、以前と変わって今は"なぜ"こうするのか、その理由を一覧にまとめました。

項目	No.	今はこうする！ 看護ケア	なぜこうする？ その理由
1.注射・採血・輸液	1	採血前に腕を「叩いてはいけない」	●強く叩きすぎると、血管収縮により皮静脈が見えにくくなり、採血が難しくなる
	2	真空管採血では「血液が出てきてすぐに」駆血帯を外してはいけない	●採血管内血液の逆流が起こり、感染や抗凝固薬が体内に入るリスクがある ●複数の採血管での採血や血管狭小では、採血をうまく継続できない
	3	採血管での採血は、「凝固系からとらない」	●凝固検査の採血管は真空圧が他の採血管より低いため、必要な採血量がとれなくなる場合がある ●組織間質液が混入しやすく、凝固系の検査値に影響が出る
	4	筋肉注射時に「腕をつまんで」穿刺してはいけない	●皮下脂肪が持ち上げられて、表皮から筋肉までの距離が長くなり、皮下注射になってしまう可能性がある
	5	筋肉注射のあと「もんではいけない」薬剤がある	●注射薬には吸収を早めたくない薬剤や組織障害を起こす薬剤がある
	6	皮下注射でも、「皮膚をつまみ上げないで行う場合がある」	●皮膚をつまみ上げなくても皮下注射が可能な極小注射針（4mm長）の使用が増えてきた
	7	準備時の清潔な注射針であっても、リキャップは「してはいけない」	●習慣的に、汚染された針でもリキャップを行ってしまうリスクが生じる
	8	抗生剤の皮内テストは「もうされていない」	●アレルギー歴のない不特定多数への皮内テストは有用性を示すエビデンスがない
	9	シリンジポンプは「点滴架台のハンドルに合わせて設置しない」	●薬液が急速に体内へ注入されるリスクがある ●重心が高くなり、転倒のリスクが増える
	10	クレンメは「輸液ポンプよりも上流」にセットしない	●輸液ポンプには上流側の閉塞感知機能がなく、クレンメの開け忘れでも閉塞アラームが鳴らない
	11	末梢静脈留置カテーテルを「頻繁に交換しない」	●静脈炎などのエビデンスから、ガイドラインでは72〜96時間毎の交換が推奨されている
	12	輸液ラインは、気泡をとるためにボールペンなどで「強くしごかない」	●PVCフリーの輸液セットでは破損や変形、ラインの屈曲などが起こりやすくなる ●PVCの輸液セットでも血液の逆流を生じるリスクがある
	13	血糖測定のための自己採血は、耳朶や、指の「正面では行わない」	●耳朶では貫通による血液感染のリスクがある ●指の正面では止血しづらい、傷が治りづらい

項目	No.	今はこうする！看護ケア	なぜこうする？その理由
	14	採血用穿刺器具を「複数の患者に使わない」	●針周辺がディスポーザブルでない製品では血液感染のリスクがある
	15	輸血（RBC-LR）は「加温しない」	●加温すると、細菌汚染や変質のリスクがある ●例外として、低体温の恐れがある患者、寒冷凝集素症の患者では加温する
2.気管吸引	1	吸引カテーテルは、「陰圧をかけながら」挿入してはいけない	●挿管中の場合、肺胞の虚脱や低酸素のリスクがある
	2	気管吸引時、吸引カテーテルは「回転させない」「上下にピストン運動はしない」	●回転・ピストン運動により吸引量が増えるというエビデンスはない ●気管損傷やスリーブ破損などのリスクがある
	3	気管吸引時の手袋は「滅菌でなくてもよい」	●清潔な未滅菌手袋と比べて、より感染を防げるというエビデンスが今のところない
3.日常ケア	1	酸素吸入は「加湿しない場合もある」	●酸素療法ガイドラインでは、経鼻カニューラ3L/分までは加湿の必要がないと示された
	2	麻痺側で体温・SpO_2、痛みがなければ血圧の「測定をしてもよい」	●麻痺側での測定値は、健側と比べて臨床的に意味のある差がない ●残存機能を低下させないかかわりができる
	3	麻痺側の脱臼予防で「腕を三角巾でずっと吊らない」	●上肢内転・内旋固定の不良肢位になり、拘縮や血行障害の原因となる
	4	良肢位での「固定は不要」	●たとえ良肢位であっても、固定により関節可動域制限を助長するリスクがある
	5	拘縮予防に「丸めた柔らかいタオルを握らせない」	●タオルが把握反射を引き起こす要因になり、持続的な筋の収縮によって関節可動域制限のリスクがある
	6	舌苔を「全部一気に取ろうとしない」	●ある程度の舌苔は正常範囲であり、全部除去をめざすと舌背の表面を傷つける
	7	イソジン"だけ"では口腔ケアを「十分にできない」	●イソジンの場合、消毒効果は強力だが、歯垢のバイオフィルムや汚染物には効果が弱い
	8	気管チューブ挿管患者の口腔ケア時に、「必ずしもカフ圧を上げなくてもよい」	●一時的にカフ圧をあげても、バッキング発生やケア終了後にカフ圧を戻すことで、汚染物が垂れ込んでしまう
	9	水銀柱の血圧計は「もう使わない」	●血圧計の性能向上および水銀汚染の問題から、水銀柱以外の血圧計にシフトしつつある
	10	ベッドブラシは「もう使わない」	●ベッドブラシでは、細菌の飛散やベッド周囲の落下細菌、空中浮遊菌を舞い上げるだけになる
	11	グリセリン浣腸は「温めない」、患者に「がまんさせない」	●加温することで直腸粘膜損傷を招くリスクがある ●がまんさせる根拠が明確でないうえ、患者に不快感を与える場合がある
	12	血液をさらさらにするための「多量の飲水指導は行わない」	●脳梗塞や心筋梗塞を予防できるエビデンスがなく、過剰な水分は排出されてしまう
	13	清拭車は「使わないようになった」	●清拭車による不十分な加温で、タオルに付着していたセレウス菌が増殖し、医療関連感染につながる

項目	No.	今はこうする！看護ケア	なぜこうする？その理由
	14	坐薬を入れるとき、「キシロカインゼリーを使わない」	●「気分不快」「血圧低下」「呼吸困難」をきたすショックのリスクがある
	15	清拭の際、「必ずしも"末梢から中枢"の方向で行わなくてもよい」	●拭く方向によって、末梢皮膚血流量に大きな違いがみられない
	16	ルーチンでの蓄尿・尿測は「あまり意味がない」	●1時間毎の時間尿測定を行うのは患者が重症な場合であり、2014年度改定の「一般病棟用の重症度、医療・看護必要度」では、時間尿測定の項目は削除された
	17	膀胱洗浄は「行わない」	●感染予防のエビデンスがないうえ、接続部の離脱により閉鎖ルートを維持できず、かえって感染リスクが増える
4.皮膚・排泄ケア	1	体圧分散、踵部を上げるために「ふくらはぎの下のみ」にクッションを入れることはしない	●足部に加えて下腿部の重量もかかり、クッションを入れたアキレス腱部に圧が集中するため褥瘡発生を招く
	2	褥瘡リスクの高い患者のシーツは「ピンと張らない」	●体圧分散マットレスでは、シーツが沈む距離が浅くなり、接触面積が狭くなるため、骨突出部の圧力が上昇してしまう
	3	褥瘡の創部・創周囲皮膚の洗浄は「生理食塩水でなく水道水でよい」	●十分量の洗浄水で創面を洗い流し、清浄化を図ることが重要であり、生理食塩水の必要性はない
	4	下痢のとき、「頻回に」陰部（殿部）洗浄を行わない	●頻回に洗浄することで、かえって皮膚の角質層が損傷、皮膚のバリア機能が破綻する
	5	尿道留置カテーテルの固定、男性は必ずしも「下腹部に固定」ではない	●大腿部への固定と比べ、尿道瘻などの障害を少なくするというエビデンスはない
	6	尿パッドは「重ねて使用しない」	●体とおむつのあいだにすき間ができ、かえって漏れの原因になる ●防水シート効果で、2枚目のパッドに尿がしみこまない
	7	熱傷の水疱は「破らない場合」も「破る場合」もある	●一致した見解が得られておらず、水疱膜に関しても温存・除去で見解がまとまっていない
	8	熱傷患者では「洗浄する場合」も「消毒する場合」もある	●感染のない小範囲熱傷では、消毒の必要はない ●小範囲熱傷では水治療（水による洗浄）が推奨される
5.消毒・滅菌	1	消毒薬や軟膏の「口切りはしない」	●分割使用によって微生物汚染を受ける可能性はきわめて低い ●万が一汚染している場合、真菌（カビ）汚染を除いて、口切りをしても汚染菌量は減らない
	2	イソジンでの消毒は「あおいで乾燥させても意味がない」	●イソジンの殺菌効果を得るには、2分間以上の接触時間が必要となる
	3	ローテーション消毒は「行わない」	●同一の消毒薬を長期間使用しても、その消毒薬に耐性を示す細菌が出現する可能性はない
	4	手指衛生で「クレゾール石けん液は使わない」	●皮膚に付着すると化学熱傷が生じるだけでなく、全身毒性が発現する ●現在では、他の消毒薬で代用できる
	5	中心静脈カテーテル挿入時、消毒前の「脱脂」は不要	●脱脂をしても皮膚汚染率・カテーテル関連血流感染症（CLABSI）発生率に差がない ●アセトンによる脱脂で、皮膚トラブルが明らかに多い

項目	No.	今はこうする! 看護ケア	なぜこうする? その理由
	6	「煮沸消毒」はもう行わない	● 熱傷および高温による器材損傷のリスクがある ● 洗浄＋熱水(または蒸気)消毒で十分な効果がある
	7	「消毒薬の噴霧」はもう行わない	● 消毒薬の曝露による毒性が問題となる ● 清拭法に比べて効果が不確実である
	8	「燻蒸消毒(ホルマリン、オゾン、二酸化塩素)」はもう行わない	● 粘膜刺激、発がん性などが判明しており、曝露による毒性が問題となる
	9	手荒れがあれば、「速乾性手指消毒薬」「石けん洗浄」は避ける	● 手荒れによる感染拡大のリスクがあるため、手荒れが生じにくい「流水のみの手洗い」でも有用
	10	分娩時の「外陰部消毒はいらない」	● 水道水と比べて消毒薬の効果に差がないうえ、母児に悪影響を及ぼすリスクがある ● 分娩時の清潔野保持はそもそも難しい
6.救急ケア	1	過呼吸時に「紙袋で口元を覆わない」	● 他の疾患が原因の場合、低酸素に陥り、生命予後に影響を与えてしまうリスクがある
	2	てんかん発作のときに、「ものを入れて舌を守らない」	● 口腔粘膜を傷つけ出血させたり、舌をのどの奥へ追いやり窒息させてしまうリスクがある
	3	指先の出血時「駆血は行わない」	● 末梢がうっ血して組織の壊死を招いたり、神経圧迫による神経障害のリスクがある
	4	鼻血のときに、「首のうしろを叩かない」	● 鼻出血の90％はキーゼルバッハ部位からの出血となり、そこを圧迫止血することが簡単かつ重要である
	5	心肺蘇生時、「見る・聞く・感じる」の順では行わない	● 最新ガイドラインで、胸骨圧迫が優先される考え方になった
7.急性期ケア	1	人工呼吸器回路、「定期的な交換は行わない」	● 定期的な交換が人工呼吸器関連肺炎(VAP)発症のリスクとなるため、7日未満での交換は推奨されていない
	2	肺炎予防のための「ネブライザーは行わない」	● 微生物を含むエアロゾルが下気道に到達することで、医療関連感染肺炎の原因となる
	3	背部クーリングには「解熱効果は少ない」	● 背部の体表面には太い動脈がなく、クーリングの解熱効果自体も再検討されつつある ● 氷枕や保冷剤による褥瘡・凍傷のリスクがある
8.ドレーン管理	1	尿道留置カテーテルの挿入時に「鑷子で持たない」	● 現在使われているコーティング加工のカテーテルは、鑷子で持つことで損傷するリスクがある
	2	開放式ドレナージの先端を「水につけておかない」	● 長時間水に留置することで細菌が繁殖し、逆行性感染を引き起こすリスクがある
	3	一部のドレーンでは、ミルキングローラーを使った「強いミルキング」は行わない	● J-VAC®、PTCDチューブではドレーン内腔が破損するリスクがある ● 脳槽・脳室ドレーンでは出血など脳へ大きなダメージを与えるほか、ドレーンの切断、液漏れのリスクがある ● 胸腔ドレーンでは誤抜去のリスクがある
	4	体位変換時に、閉鎖式胸腔ドレーンは「クランプしない」	● 吸い込んだ空気が胸腔内に貯留し、緊張性気胸を引き起こす

項目	No.	今はこうする！看護ケア	なぜこうする？その理由
9. 周術期 ケア	1	周術期の"器具を用いた呼吸訓練"は「術後合併症にそれほど影響しない」	●いくつかの研究から単独使用での効果は見受けられず、深呼吸訓練、早期運動療法、術後鎮痛などとの併用が推奨されている
	2	術前にはやはり「剃毛はしない」	●剃毛は、手術部位感染（SSI）の発生を優位に増加させる
	3	テープテストには「はっきりした根拠はない」	●テープテストだけで術後の皮膚障害の程度が正しく推測できるとは限らない ●一方、テープテストで有意に皮膚障害を回避できたという報告もある
	4	術前の前投薬は「極力行わず、歩行・車椅子入室で」	●前投薬を行わなくても安全にできることがわかってきた ●患者確認の安全性が向上し、患者満足度と医療者の効率を合わせて考えてもメリットがある
	5	手術時の手袋は「2重にする」「術中に交換する」	●ピンホールを介したSSIの可能性が考えられる
	6	創傷ガーゼの交換は「48時間は行わない」「イソジン消毒しない」	●術後48時間までは傷口から細菌が侵入する恐れがある ●消毒は感染が成立してはじめて行う。また、消毒薬はバイオフィルムには効きづらく、そのうえ創傷治癒をかえって妨げる可能性がある
10. 栄養・ 食事 ケア	1	胃チューブの挿入位置の確認は、「エア音だけでは万全ではない」	●肺に誤挿入した場合、「消化管内音」と「肺内音」との区別がほとんど不可能である
	2	経腸栄養剤は「温めない」	●温めても、胃腸に到達する時点で室温まで低下していることがわかった ●細菌汚染や環境ホルモン溶出量が増えるというリスクもある
	3	PEG周囲からの"漏れ"で「カテーテル径を上げてはいけない」	●さらなる圧迫を発生させ、瘻孔開大が悪化する
	4	PEGカテーテルの慢性期に「Y字ガーゼは挟まない」	●濡れたガーゼによる皮膚炎のリスクや、繊維が皮膚や肉芽に付着しやすい
11. 透析 ケア	1	透析中の食事は「対象者によっては禁止」、摂る場合はギャッチアップか座位で	●血圧低下や窒息のほか、体動による抜針事故のリスクがある
	2	透析中に緊急災害が起こった場合、「遮断しないで血液回収する」	●過去の災害経験から、災害発生時は通常の方法のほうが安全かつ確実に行えると提言された
12. 新生 児・ 小児 ケア	1	出生直後は「沐浴をしない」「無理やり胎脂を取り除かない」	●沐浴は低体温のリスクや、母乳育児の弊害にもなりうる ●胎脂は新生児の皮膚防御機能の一部を担う
	2	新生児の眼の清拭時は、「目尻→目頭」の方向で行う	●涙の流れを妨げず、眼脂を排泄する方向が推奨される
	3	授乳のとき、「乳首を清浄綿で拭かない」	●乳房清拭と乳腺炎の関連はなく、かえって病原菌の定着阻止や感染発症を減少させる妨げになる
	4	授乳のとき、毎回毎回「授乳量はチェックしない」	●授乳量よりも児の吸啜を確認し、ポジショニング、ラッチオンの方法をアセスメントするほうが重要
	5	子どもの採血では「家族に付き添ってもらうとよい」	●子どもが少しでも安心して処置に臨めるよう環境を整える
	6	子どもの心臓カテーテル検査後は「"抑制"しない」	●プレパレーションや親の付き添い、絵本などの気分転換により、安静が図れることもある

INDEX

あ

- アームスリング　26
- アームダウン法　3
- 亜鉛華単軟膏　48
- アシドーシス　16
- アセトン　59
- 亜脱臼整復　26
- アタラックス-P注射液　6
- 圧再分配機能　45
- 圧痛　12
- アトロピン硫酸塩　86
- アナフィラキシー　9
- ──ショック　9
- アラーム　10
- アルカリ性　48
- アルツハイマー症　28
- アレルギー歴　9
- アンプル　8

い

- 胃管　77
- 維持期　27
- 一次救命　69
- 胃チューブ　92
- 一回換気量　24
- 移動用持続吸引器　79
- 医療関連感染　37
- 医療関連肺炎　73
- 医療関連肺炎予防ガイドライン　72, 73
- 胃瘻　94, 95
- 陰圧　20
- 飲水指導　35
- インスリン療法　7
- インセンティブスパイロメトリ　82
- 陰部洗浄　48

う

- ウォッシャーディスインフェクタ　60

え

- エア音　92
- エアリーク　79
- エアロゾル　73
- 栄養指導　98
- 壊死　6

お

- 黄色ブドウ球菌　53, 84, 88
- 嘔吐　106
- 悪心　106
- オゾン（O_3）　62
- おむつ　50
- オリーブオイル　38

か

- 加圧　31
- 外陰部裂傷　64
- 回復期　27
- 開放式気管吸引　21, 22
- 開放式ドレナージ　77
- 開放式膀胱洗浄　41
- 界面活性効果　30
- 界面活性剤　56, 102
- 潰瘍　49
- 加温　17
- 化学熱傷　58
- 過換気症候群　66
- 過呼吸　66
- 加湿　24
- ──器　24
- 過伸展位　44
- 肩関節　26
- 片麻痺　25, 28
- 家庭血圧　32
- カテーテル関連血流感染症（CLABSI）　59
- カテーテル挿入　11, 12
- カテーテル不調　12
- カテーテル閉塞　41
- カフ圧　31
- 下腹部　49
- カフ上部吸引（ポート）　31
- カリウム吸着フィルター　17
- 環境消毒　58, 61

- 環境整備　33
- 環境ホルモン　93
- 眼脂　102
- 間接圧迫止血　67
- 関節可動域　27
- ──訓練　27
- ──制限　27
- 関節周囲軟部組織　27
- 関節包　27
- 浣腸　34
- 寒冷凝集素症　16
- 寒冷刺激　93

き

- キーゼルバッハ部位　68
- 既往歴　9
- 機械的刺激　48
- 気管吸引　20, 21, 22
- 気管吸引ガイドライン　22
- 気管支内視鏡検査　86
- 気管挿管　38
- 気管損傷　21
- 気管チューブ　20, 31
- 気管分岐部　20
- 気管壁　21, 31
- 気道抵抗　20
- 気道の確保　69
- 気分不快　38
- 気泡　13
- ──アラーム　11
- 逆流性食道炎　98
- ギャッチアップ　98
- キャップスタンド　8
- キャップ拾い上げ法　8
- 吸引圧　20
- 吸引カテーテル　20, 21, 22
- 吸引時間　20
- 吸引ビン　22
- 吸引量　21
- 吸気努力　82
- 急性期　27
- 急速大量輸血　17

112

救命処置　69	血液沈降検査　4	骨格筋　27
仰臥位　26	血液の逆流　13	骨突出部　45
胸腔ドレーン　78, 79	血管確保　105	粉状皮膚保護剤　48
凝固系　4	血管狭小　3	コロトコフ音　32

さ

凝固検査　4	血管収縮　2	
胸骨圧迫　69	血管内カテーテル由来感染予防のための	サージカルマスク　61, 62
胸水症　92	ガイドライン　12	災害対策　99
緊急離脱　99	血行障害　26	細菌汚染　16, 24, 93
筋緊張　28	血腫形成　106	細菌叢　28
緊張性気胸　79	血栓性静脈炎　12	細菌バランス　88
筋肉　7	血糖管理　7	採血　2, 4, 14, 104
──層　5	血糖測定　14	──管　2, 4
──注射　5, 6, 86	血糖値　14	──針　2
	血餅　68	──部位　2, 14

く

	血流感染　36	採血用穿刺器具　15
空中浮遊菌　33	解熱　74	最大吸気持続時間　82
クーリング　74	下痢　48, 93, 98	サイトカイン　51, 89
クエン酸　4	腱　27	サイフォニング現象　10
駆血帯　2	肩甲上腕関節　26	サイフォンの原理　77

こ

口切り　56		殺菌効果　57
屈曲位　27	高カリウム血症　16, 17	擦式アルコール製剤　62
クッション　44	交感神経　2	坐薬　38
クランプ　79	──活動　38	三角巾　26
グリセリン浣腸　34	交換頻度（滅菌手袋の）　87	酸素加湿　24
クリッパー　84	交換輸血　17	酸素吸入　24
車椅子　86	抗凝固薬　3, 4	酸素療法　24
クレゾール石けん　58	──入り採血管　4	酸素療法ガイドライン　24
クレンチング　2	口腔乾燥　30	

し

クレンメ　11	口腔ケア　30	
クロルヘキシジングルコン酸塩	硬結　6	止血　67, 106
53, 56, 61, 63, 84	高血圧　32	──点　67
燻蒸消毒　61	抗コリン薬　86	歯垢　30

け

	交差感染　3	自己採血　14
	拘縮　25, 26, 27, 28	自己注射　7
経腸栄養剤　93	抗生剤　9	自浄作用　29
──の加温　93	──テスト　9	糸状乳頭　29
経鼻栄養チューブ　92	抗生物質　58, 63	死戦期呼吸　69
経皮経肝胆管ドレナージ　78	好中球　51	指尖部　14
経皮的動脈血酸素飽和度　25	高熱　74	持続膀胱洗浄　41
経鼻カニューラ　24	紅斑　12	室温　16, 24, 93
経鼻用エアウェイ　38	肛門の緊張　38	膝窩動脈　44
けいれん　67	誤嚥　98	湿潤ジェル　30
血圧　25	鼓音　79	煮沸消毒　60
──低下　38, 79, 98	呼吸訓練　82	シャワー浴　84, 88
血液温度　74	呼吸困難　38, 79	シャント　98
血液回収　99	呼吸数　66	周術期　82
血液感染　14	黒毛舌　29	手指衛生　22, 58, 62
血液製剤　16		

113

手指機能障害	7
手術環境	87
手術部位感染（SSI）	84, 87
腫脹	6
術後呼吸器合併症	82
術後熱	74
授乳	103, 104
――量	104
シュンメルブッシュ	60
除圧	44
蒸気消毒	60
上肢懸垂用肩関節装具	26
床上安静	106
消毒	53, 57, 89
消毒薬	30, 56, 58
――の噴霧	61
上皮化	51
上皮細胞	88
静脈炎	11, 12
静脈経腸栄養ガイドライン	12
静脈索	12
蒸留水	24, 73
褥瘡	44, 46, 74
褥瘡予防・管理ガイドライン	46
植皮	53
除細動器	69
ショック	38
除毛	84
――剤	84
自律神経	38
――障害	98
シリンジポンプ	10
シルバーコーティング	76
真菌汚染	56
真菌感染	50
心筋梗塞	35
真空管採血	2
神経芽細胞	89
神経障害	67
人工気道	20
人工呼吸	69
人工呼吸器	72
――関連肺炎	72
――の回路交換	72
人工鼻	72
深呼吸	82
心室細動	38
滲出液	47, 48, 88

新生児	102
心臓カテーテル検査	106
靱帯	27
新陳代謝	29
浸透圧	93
心肺蘇生	69
真皮	7, 51
診療報酬	40, 98

す

水銀血圧計	32
水治療	53
水道水	46, 54, 63, 89
水負荷試験	35
水疱液	51
水疱膜	51
スキンケア	46
スクープ法	8
ストレッチャー	86
スライダー	10
スリーブの破損	21
スルファジアジン銀	53

せ

清潔ケア	36
清拭	36, 38, 102
――車	36
正常細菌叢	63
精製水	24
生物学的包帯	51
生理食塩水	46, 54, 73
世界保健機関（WHO）	32
切開創	88
舌咬傷	67
鑷子	76
舌苔	29
舌背	29
セフェム剤	9
セレウス菌	36
線維芽細胞	51
穿刺	5
――部位	106
洗浄	46, 53
前投薬	86
蠕動運動	34, 93
前腕部	14

そ

早期離床	83
創傷・オストミー・失禁ケア（WOC）	49
創傷・熱傷ガイドライン	53
創傷治癒過程	46
搔痒感	38
組織間質液	4
速乾性手指消毒薬	62

た

体圧分散寝具	44, 45
体位変換	27, 79
体温	25, 74
胎脂	102
大脳辺縁系	39
打診	79
脱臼	25, 26
脱脂	59
脱水	35
痰	20
――培養	82

ち

蓄尿	40
致死的不整脈	16
窒息	98
茶毛舌	29
注射針	8
注射の痛み	5
注射部位	5, 6
中心静脈カテーテル	59
聴診	20
直接圧迫止血	67
直腸粘膜損傷	34

つ

椎骨動脈	68

て

低酸素	20, 66
――血症	20, 82
低体温	16, 102
――療法	74
ティッシュこより	95
剃毛	84
テープテスト	85
電解質異常	16

てんかん　67	脳梗塞　35	——の緊張　85
電子血圧計　32	脳槽・脳室ドレーン　78	——の浸潤　85
点滴架台　10	膿苔　47	——の浸軟　46, 50
点滴漏れ　11		——のバリア機能　48, 77, 102
転倒　10	**は**	氷枕　74
天然ゴムアレルギー　3	把握反射　28	氷囊　74
	肺炎　72, 73, 92	表皮　5, 7
と	バイオフィルム　30, 88	表面麻酔　38
凍傷　74	バイタルサイン　25	びらん　48, 49, 50
透析　98, 99	排便　34	鼻涙管　103
疼痛　106	肺胞の虚脱　20	ピンホール　87
糖尿病患者　7, 98	白衣高血圧　32	
ドライスキン　85	白苔　29	**ふ**
ドレッシング交換　88	バチルス属　36	ファイティング　31
ドレッシング材　12, 85	発汗　85	ファイバースコープ　86
ドレナージ　77	バッキング　31	腹痛　98
	ハッチウェイ　86	プライミング　17
な	パッチテスト　85	フラッシャーディスインフェクタ　60
軟膏　56	発熱　106	ブランケット　74
	鼻血　68	フリーラジカル　51
に	バリア機能　51	プレーン管　4
日常生活動作　74	針刺し予防　8	プレパレーション　106
日内変動　25	パルスオキシメータ　25	プレメディケーション　86
乳腺炎　103	バンコマイシン塩酸塩　9	分割使用　56
乳房清拭　103	反射性交感神経性ジストロフィー　27	分娩時外陰部消毒　62
入浴　84, 88	バンパー　94	
尿混濁　41	半閉鎖式ドレナージ　77	**へ**
尿道麻酔　38	ハンモック現象　45	米国創傷・オストミー・失禁ケア看護師協会（WOCN）　49
尿道留置カテーテル　41, 76		米国呼吸療法協会（AARC）　22, 83
尿道瘻　49	**ひ**	米国疾病管理予防センター（CDC）
尿パッド　50	非アルコール性皮膚被膜剤　48	12, 41, 49, 72, 77, 84
尿漏れ　50	微温湯　46	米国心臓協会（AHA）　69
尿量測定　40	皮下脂肪　5	閉鎖式気管吸引　21
尿路感染　41	皮下注射　5, 7	閉鎖式吸引カテーテル　72
	皮下投与　7	閉鎖式吸引ドレーン　77
ね	鼻腔　24	閉鎖式尿道カテーテルシステム　41
熱感　12	皮脂　48	閉塞アラーム　11
熱傷　53	鼻出血　68	閉塞感知機能　11
——の水疱　51	皮静脈　2, 14	ペーパーバッグ法　66
熱水消毒　60	ピストン運動　21	ベッドの高さ　10
熱水洗濯機　60	微生物汚染　56	ベッドブラシ　33
ネブライザー　73	人赤血球液　16	ベッドメーキング　45
粘着テープ　85	皮膚　27	ペニシリン製剤　9
粘膜上皮　29	——潰瘍　6, 67	便意　35
	——障害　48, 85	ペン型注入器用極小注射針　7
の	——洗浄剤　48	ベンザルコニウム塩化物
膿胸　92	——損傷　3	29, 30, 56, 61, 63
脳血管障害　25	——粘膜裂傷　63	

115

ベンチュリーマスク … 24	輸血 … 16	CLABSI（central-line associated bloodstream infection、カテーテル関連血流感染症）… 59
ほ		CPR（cardiopulmonary resuscitation、心肺蘇生）… 69
膀胱洗浄 … 41	溶血 … 17	MRSA（meticillin-resistant *Staphylococcus aureus*、メチシリン耐性黄色ブドウ球菌）… 57, 62, 84
保温 … 17	羊水 … 102	
歩行入室 … 86	ヨード中毒 … 53	
母乳 … 104	抑制 … 106	
ポビドンヨード … 30, 53, 56, 57, 63, 89	**ら**	PEG（percutaneous endoscopic gastrostomy、経皮内視鏡的胃瘻造設術）… 94
ホルダー … 2	ラッチオン … 104	
ホルマリン … 61	**り**	PICC（peripherally inserted central catheter、末梢挿入中心静脈カテーテル）… 11
ホルムアルデヒド … 61	リキャップ … 8	
保冷剤 … 74	良肢位 … 27	
ま	**る**	PPN（peripheral parenteral nutrition、末梢静脈栄養法）… 12
マーキング … 92	涙腺 … 102	
マッサージ … 5, 14	涙嚢 … 103	PTCD（percutaneous transhepatic cholangio drainage、経皮経肝胆管ドレナージ）… 78
末梢から中枢 … 38	**れ**	
末梢静脈留置カテーテル … 11	冷汗 … 38	
末梢挿入中心静脈カテーテル … 11	**ろ**	PVC（polyvinyl chloride、ポリ塩化ビニル）… 13
末梢皮膚血流量 … 39	瘻孔 … 94	PVCフリー … 13
麻痺 … 7, 25, 26	──開大 … 94	RBC-LR（人赤血球液）… 16
み	ローテーション消毒 … 58	RSD（reflex sympathetic dystrophy、反射性交感神経性ジストロフィー）… 27
耳たぶのかたさ … 31	**わ**	
未滅菌手袋 … 22	ワセリン … 38, 53	SMBG機器（self-monitoring of blood glucose、簡易血糖測定器）… 14, 15
ミルキング … 78		
──ローラー … 78	**略語・欧文**	SpO$_2$（pulse-oxymetric oxygen saturation、経皮的動脈血酸素飽和度）… 25
め	AARC（American Association for Respiratory Care、米国呼吸療法協会）… 22, 83	
目頭 … 102		SSC（skin to skin contact、肌と肌の触れ合い）… 103
目尻 … 102	ADL（activities of daily living、日常生活動作）… 74	
メチシリン耐性黄色ブドウ球菌 … 57, 84		SSI（surgical site infection、手術部位感染）… 84, 87, 89
滅菌水 … 73, 77	AHA（American Heart Association、米国心臓協会）… 69	
滅菌テープ … 12		VAP（ventilator associated pneumonia、人工呼吸器関連肺炎）… 72
──手袋 … 22, 76, 87	BLS（basic life support、一次救命処置）… 69	
──ドレッシング … 88	BLSアルゴリズム … 69	VAP予防バンドル … 72
──パウチ … 77	B型肝炎 … 15, 63	WHO（World Health Organization、世界保健機関）… 32
も	CDC（Centers for Disease Control and Prevention、米国疾病管理予防センター）… 12, 41, 49, 59, 72, 77, 84	
モイスト・ウンド・ヒーリング … 89		WOC（Wound, Ostomy and Continence、創傷・オストミー・失禁ケア）… 49
毛舌 … 29		
目視 … 20		WOCN（Wound, Ostomy and Continence Nurses Society、米国創傷・オストミー・失禁ケア看護師協会）… 49
沐浴 … 102		
ゆ		Y字ガーゼ … 95
有効循環血液量 … 98		3-WAY尿道留置カテーテル … 41
輸液ポンプ … 10, 11		
輸液ライン … 12, 13		

今はこうする！看護ケア

2014年9月24日　第1版第1刷発行	編　者　川西　千恵美
2022年7月10日　第1版第11刷発行	発行者　有賀　洋文
	発行所　株式会社　照林社
	〒112-0002
	東京都文京区小石川2丁目3-23
	電話　03-3815-4921（編集）
	03-5689-7377（営業）
	http://www.shorinsha.co.jp/
	印刷所　共同印刷株式会社

●本書に掲載された著作物（記事・写真・イラスト等）の翻訳・複写・転載・データベースへの取り込み、および送信に関する許諾権は、照林社が保有します。
●本書の無断複写は、著作権法上の例外を除き禁じられています。本書を複写される場合は、事前に許諾を受けてください。また、本書をスキャンしてPDF化するなどの電子化は、私的使用に限り著作権法上認められていますが、代行業者等の第三者による電子データ化および書籍化は、いかなる場合も認められていません。
●万一、落丁・乱丁などの不良品がございましたら、「制作部」あてにお送りください。送料小社負担にて良品とお取り替えいたします。(制作部☎0120-87-1174)

検印省略（定価はカバーに表示してあります）
ISBN978-4-7965-2332-5
©Chiemi Kawanishi/2014/Printed in Japan